Orthopädische Hämophiliebehandlung

Springer
Berlin
Heidelberg
New York
Barcelona
Budapest
Hongkong
London
Mailand
Paris
Santa Clara
Singapur
Tokio

I. Scharrer, L. Hovy (Hrsg.)

Orthopädische Hämophiliebehandlung

Ein Leitfaden mit Patientenratgeber

Mit 14 Abbildungen

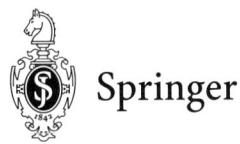 Springer

Professor Dr. I. Scharrer
Universitätsklinik Frankfurt, Innere Medizin
Theodor-Stern-Kai 7, 60590 Frankfurt

PD Dr. L. Hovy
Orthopädische Universitätsklinik, Friedrichsheim
Marienburgstr. 2, 60528 Frankfurt

ISBN 3-540-63365-0 Springer-Verlag Berlin Heidelberg New York

Die Deutsche Bibliothek – CIP-Einheitsaufnahme
Orthopädische Hämophiliebehandlung : Ein Leitfaden mit Patientenratgeber /
Hrsg.: Inge Scharrer ; Louis Hovy. – Berlin ; Heidelberg ; New York ;
Barcelona ; Budapest ; Hongkong ; London ; Mailand ; Paris ; Santa
Clara ; Singapur ; Tokio : Springer, 1997
    ISBN 3-540-63365-0

Umschlaggestaltung: Design & Production, Heidelberg
Satz: Quark XPress im Verlag/AG
SPIN: 10631609   9/3134 – 5 4 3 2 1 0 – Gedruckt auf säurefreiem Papier

Vorwort

Die Behandlung der hämophilen Arthropathie (Gelenkerkrankungen bei
Blutern) kann nur durch eine interdisziplinäre Zusammenarbeit von
Internisten und Orthopäden erfolgen. Diese Kooperation bestand 1996
kontinuierlich seit 25 Jahren an der Frankfurter Universitätsklinik.

Der Erfolg dieser Arbeit wird durch die ausführlichen Beiträge, auch
aus den angrenzenden Fachgebieten, in diesem Buch dargestellt. Der
Patientenratgeber am Ende des Buches vermittelt Patienten und Ange-
hörigen sowie allen Interessenten einen schnellen Überblick zum Thema
und praktische Informationen. Weiterhin wird dort auf die jeweiligen
Fachbeiträge hingewiesen.

Frankfurt am Main, im Sommer 1997   Die Herausgeber

Inhaltsverzeichnis

Autorenverzeichnis

BAUER, H., Frau
Orthopädische Universitätsklinik, Friedrichsheim
Marienburgstr. 2, 60528 Frankfurt am Main

BLONDIN, U.
Barmer Ersatzkasse,
Postfach 100232, 60003 Frankfurt am Main

ERLEMANN, R., PROF. DR.
Institut für Radiologie, St. Johannes Hospital,
An der Abtei 7–11, 47166 Duisburg

ESCURIOLA ETTINGSHAUSEN, C., Frau
Klinikum der Johann Wolfgang Goethe-Universität,
Klinik für Kinderheilkunde und Jugendmedizin – Klinik III,
Hämatologie und Onkologie
Theodor-Stern-Kai 7, 60590 Frankfurt am Main

FERNANDEZ-PALAZZI, F., DR.
Ortopedia Infantil, Cirugia de Rodilla
Aptdo. 66.473 Plaza Las Americas, Caracas 1061-A, Venezuela

HOVY, L., PRIV. DOZ. DR.
Orthopädische Universitätsklinik, Friedrichsheim
Marienburgstr. 2, 60528 Frankfurt am Main

KREUZ, W., DR.
Klinikum der Johann Wolfgang Goethe-Universität,
Klinik für Kinderheilkunde und Jugendmedizin – Klinik III,
Hämatologie und Onkologie
Theodor-Stern-Kai 7, 60590 Frankfurt am Main

MÜLLER, S., DR.
Orthopädische Universitätsklinik, Friedrichsheim
Marienburgstr. 2, 60528 Frankfurt am Main

ROZEIK, C., DR. Frau
Klinikum der Johann Wolfgang Goethe-Universität
ZIM, Med. Klinik, Hämophilie-Ambulanz
Theodor-Stern-Kai 7, 60590 Frankfurt am Main

SCHARRER, I., PROF. DR. Frau
Klinikum der Johann Wolfgang Goethe-Universität
ZIM, Med. Klinik, Hämophilie-Ambulanz
Theodor-Stern-Kai 7, 60590 Frankfurt am Main

SCHULZ, R., DR.
Orthopädische Universitätsklinik, Friedrichsheim
Marienburgstr. 2, 60528 Frankfurt am Main

YAMIN, S.Frau
Klinikum der Johann Wolfgang Goethe-Universität
ZIM, Med. Klinik, Hämophilie-Ambulanz
Theodor-Stern-Kai 7, 60590 Frankfurt am Main

ZIMMERMANN, R., PROF. DR.
Kurpfalzkrankenhaus und Hämophiliezentrum Heidelberg, SRH-Gruppe
Bonhoefferstr. 5, 69123 Heidelberg

KAPITEL 1

Pathophysiologie der hämorrhagischen Diathesen

I. SCHARRER

Bereits im Talmud wurden hämorrhagische Diathesen erwähnt. Die erste Hämophiliefamilie der Welt mit typischen Bluterknien, die sich von Großvater auf Enkel vererbt hatten, wurde 1349 in Frankfurt von Alexander Süßlin beschrieben.

Eine hämorrhagische Diathese tritt dann auf, wenn die Bildung eines Thrombozytenfibringerinnsels oder eines Thrombozyten-Von-Willebrand-Faktor-Pfropfes gestört ist. An der Bildung des Thrombozytenfibringerinnsels sind 3 Faktoren beteiligt: das Endothel, die Thrombozyten und die plasmatische Gerinnung mit dem intrinsischen und extrinsischen System (Abb. 1).

Die Aktivierung der Blutgerinnung beginnt auf der Zelloberfläche über den „tissue factor", der das Schlüsselenzym, den F X, aktiviert. In Abb. 2 ist das Gerinnungssystem mit dem intrinsischen und extrinsischen System mit den Prokoagulanzien C (Faktor V, F VIII, F IX, F VII, F II) und den Gerinnungsinhibitoren Antithrombin III (AT III), Protein C (PC), aktiviertes Protein, Protein S (PS) dargestellt. Vitamin-K-abhängige Faktoren sind die F II, VII, IX und X sowie die Inhibitoren PC und PS.

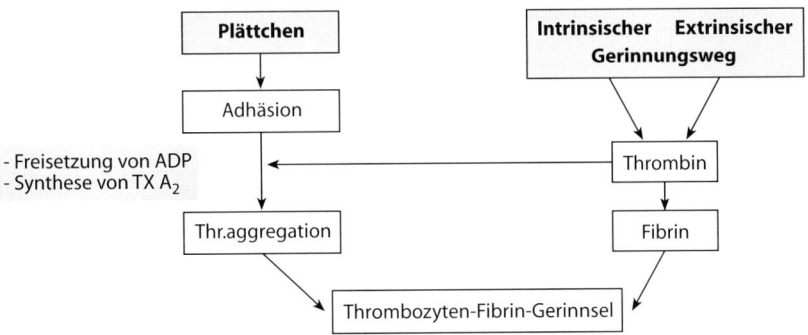

Abb. 1. Entstehung des Gerinnsels

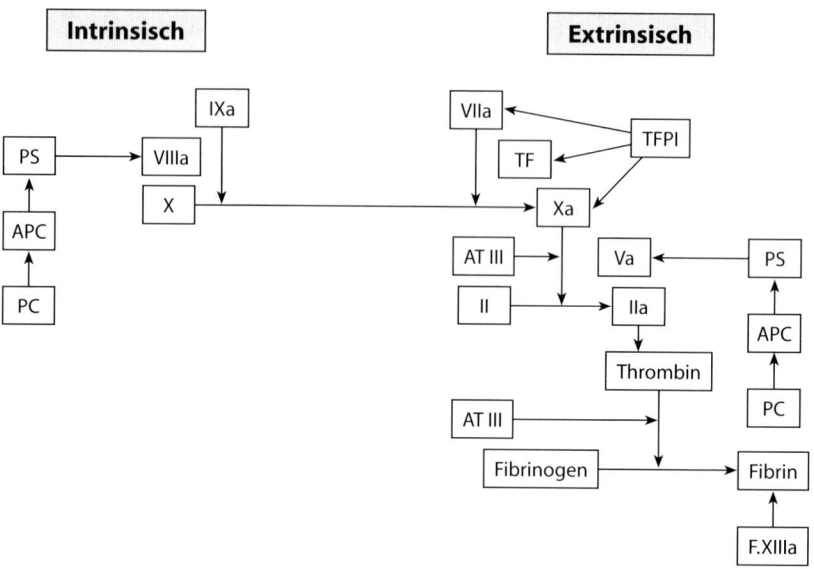

Abb. 2. Gerinnungssystem

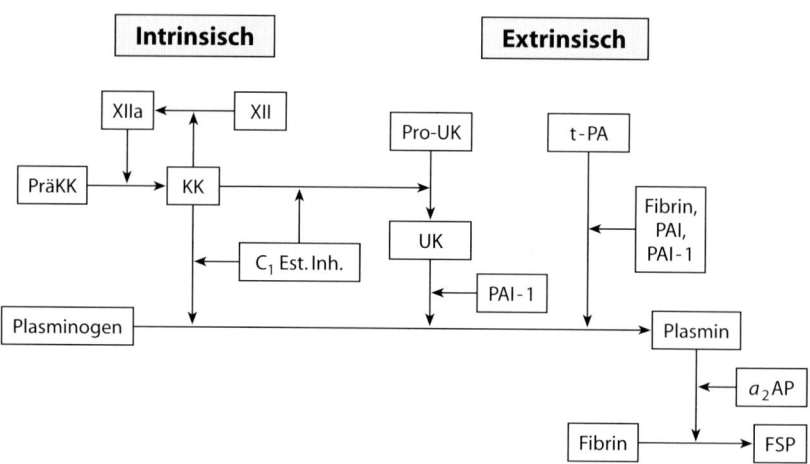

Abb. 3. Fibrinolyse

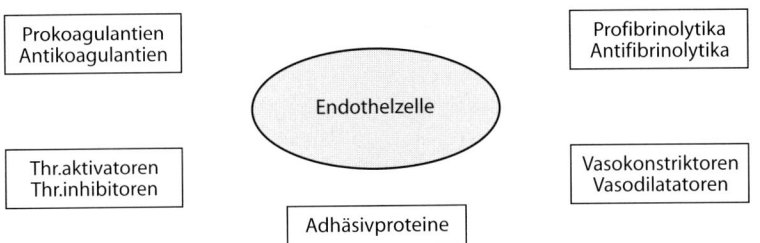

Abb. 4. Die Endothelzelle und ihre Bedeutung für die Gerinnung. (Mod. nach Müller-Berghaus 1996)

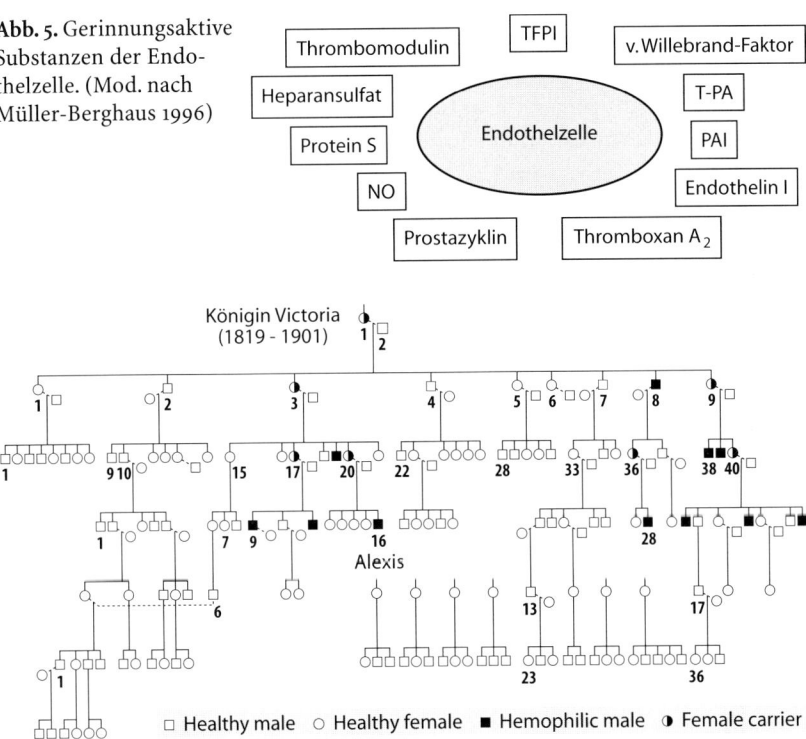

Abb. 5. Gerinnungsaktive Substanzen der Endothelzelle. (Mod. nach Müller-Berghaus 1996)

Abb. 6. Stammbaum von Königin Vicotoria und Zarewitsch Alexander

- MG 270000, HWZ 12 Std.
- Bildungsort: Leber
- x-chromosomale, rezessive Vererbung
- Diagnose: PTT ↑, F.VIII:C ↓ (lagerungslabil)
  TPZ normal, Blutungszeit normal
- Schweregrad: < 1 % F.VIII:C schwer, 1–5 % mittelschwer,
  5–15 % mild, 15–50 % Subhämophilie
- Symptome: Gelenkblutung u.a. Blutungen
- Therapie: Rekombinante und virusaktivierte F.VIII Konzentrate

Abb. 7. Pathophysiologie und Klinik des angeborenen F VIII-Mangels (Hämophilie A)

Abbildung 3 demonstriert den Gegenspieler der Gerinnung: das fibrinolytische System mit dem intrinsischen und dem extrinischen Weg. Abbildung 4 und 5 zeigen die aktivierenden und hemmenden Komponenten der Hämostase, die in der Endothelzelle gebildet werden (mod. nach Müller-Berghaus 1996). Im Endothel werden auch die Faktoren gebildet, die nicht in der Leber, der größten Gerinnungsfabrik des Körpers, synthetisiert werden, wie der Von-Willebrand-Faktor, das t-PA und TFPI. TFPI ist der Gegenspieler des „tissue factor". Es ist ein Serin-Proteinaseinhibitor. Er weist in seinem Molekül 3 Kunitz-Hemmdomänen auf. TFPI hemmt sowohl F Xa als auch den Komplex aus „tissue factor" und F VIIa.

Neben dem plasmatischen Gerinnungssystem und dem Endothel spielen die Thrombozyten noch eine wesentliche Rolle bei der Entstehung hämorrhagischer Diathesen. Normal funktionierende Thrombozyten tragen über die Adhäsion und Thrombozytenaggregation (Abb. 1) zur Entstehung des Thrombozytenfibringerinnsels bei. Die Thrombozytenmembranproteine, Glykoprotein 1b, 2b und 3a spielen dabei eine Schlüsselrolle. Thrombozytopenien und Thrombozytopathien verursachen typischerweise Hautblutungen, insbesondere die nicht wegdrückbaren Petechien. Gelenkblutungen werden vorwiegend bei der *Hämophilie A* und *B* sowie beim Von-Willebrand-Syndrom bei dem schweren Typ 3 beobachtet.

Abbildung 6 zeigt den Stammbaum der Königin Victoria mit dem Zarewitsch Alexis, der an Blutungen vorwiegend im linken Kniegelenk und in den Hüftgelenken litt. Er erlebte leider nicht mehr die bahnbrechenden Ergebnisse in der F-VIII-Forschung, die genaue Aufklärung der Aminosäuresequenz des F VIII, die 1984 drei unabhängigen, amerikanischen Forschergruppen gelang (Toole et al. 1984). Diese Aufklärung hat wesentlich zum Verständnis der Pathophysiologie des angeborenen F-

- MG 72000, HWZ 12–24 Std.
- Bildungsort: Leber
- x-chromosomale, rezessive Vererbung
- Diagnose: PTT ↑, F.IX ↓
  TPZ normal, Blutungsgrad normal
- Schweregrad: < 1 % F.IX schwer, 1–5 % mittelschwer,
  5–15 % mild, 15–50 % Subhämophilie
- Symptome: Gelenkblutung u.a. Blutungen
- Theraphie: Rekombinante und virusaktivierte F.IX Konzentrate

Abb. 8. Pathophysiologie und Klinik des angeborenen F IX-Mangels (Hämophilie B)

VIII-Mangels beigetragen und zu neuen therapeutischen Möglichkeiten (gentechnologisch hergestellte Konzentrate) geführt.

Abbildung 7 zeigt die Pathophysiologie und Klinik des angeborenen F-VIII-Mangels. Das Molekulargewicht des F VIII beträgt 270 000.

Der F VIII wird über Thrombin und Xa aktiviert (Abb. 2), abgebaut wird er über das Protein C. Die Halbwertszeit wird mit 12 h angegeben. Der F VIII wird in der Leber gebildet. Die Vererbung erfolgt X-chromosomal rezessiv. Die Diagnose wird durch die Bestimmung des F VIII : C gestellt. Typischerweise sind der Quick-Wert und die Blutungszeit bei der Hämophilie A normal. Die PTT ist nur bei der schweren Form verlängert.

Die Hämophilie wird in 4 Schweregrade eingeteilt:

- schwer: < 1 % F VIII Restaktivität,
- mittelschwer 1–5 %,
- mild 5–15 %,
- 15–50 % Subhämophilie.

An Symptomen treten vorwiegend Gelenkblutungen, jedoch auch andere Blutungen wie Muskelblutungen und Nierenblutungen auf. Die Substitution erfolgt derzeit mit der Gabe von virusinaktivierten und rekombinanten F-VIII-Konzentraten.

Die *Hämophilie B* unterscheidet sich von der Hämophilie A nicht wesentlich (Abb. 8). Die Häufigkeit des Auftretens ist jedoch 10fach geringer. Der F IX hat ein niedrigeres Molekulargewicht von 72 000 und eine längere Halbwertszeit (12–24 h) als der F VIII. Auch wird er in der Leber gebildet. Die Vererbung ist gleich der der Hämophilie A. Die Diagnose wird mit der Bestimmung des F IX gestellt.

- MG > 10^6
  Genort: kurzer Arm des Chromosoms 12
- Bildungsort: Endothel, Megakariozyten
- Vererbung: Männer und Frauen betroffen
- Diagnose: v.WF-Ag, Ristoc.Cof., Multimere, RIPA, BZ, F.VIII:C,
  F.VIII:C-Bindungstest, Kollagen-Bindungstest
  Typen: 1, 2a, 2b, 2N, 2M, 3 und andere
- Symptome: Schleimhaublutungen (Gelenkblutungen nur by Typ B)
  Therapie: DDVAP u/o, v.WF-haltige Konzentrate

Abb. 9. Pathophysiologie und Klinik des angeborenen Von-Willebrand-Syndroms

Die Symptome wie Gelenkblutungen sind gleich der der Hämophilie A, ebenso sind die Schweregrade mit der Hämophilie A vergleichbar. Die Blutungen werden durch Substitution von virusinaktivierten und/oder rekombinanten F-IX-Konzentraten gestillt.

Das *Von-Willebrand-Syndrom* (VWS) ist die häufigste Blutstillungs- oder Hämostasestörung (1 % in der Bevölkerung). 70 % der Patienten haben eine milde, nur 30 % eine mittelschwere und schwere Ausprägung der Erkrankung. Vorwiegend treten Schleimhautblutungen auf. Männer *und* Frauen sind betroffen (Hach-Wunderle et al. 1987). Die Pathophysiologie und Klinik des angeborenen VWS ist auf Abb. 9 dargestellt. Der Von-Willebrand-Faktor (VWF) ist ein Adhäsivprotein, ein Transportprotein und ein Schutzprotein für den F VIII : C.

Der VWF umgibt den F VIII : C und schützt ihn vor der Zerstörung und dem Abbau durch Protein C. In der Funktion des Adhäsivproteines klebt er die Thrombozyten an der Verletzungsstelle an. Damit sind die Haupt- aufgaben des funktionstüchtigen VWF die Brückenbildung zwischen Endothel und Thrombozyt und der Transport des F VIII : C im Plasma. Die funktionellen Bindungsstellen des VWF für F VIII, Heparin, Glyko- protein 1a, 2b und 3a sowie für Kollagen sind auf der Abb. 10 dargestellt. Mutationsdefekte an den Domänen A1, A2 sowie D resultieren in Von-Willebrand-Varianten: Normandie, 2b, 2a, 2M u. a.

Nach dem Verhalten der einzelnen diagnostischen Tests (Abb. 9) wie Blutungszeit, F VIII, VWF-Antigen, Ristocetinkofaktor und der Multime- renstruktur im Plasma und Thrombozyten sowie nach den Mutations- defekten wird das VWS in verschiedene Typen eingeteilt. Am häufigsten kommt der Typ 1 vor. Von Typ 2 sind inzwischen mehr als 20 Untertypen beschrieben worden.

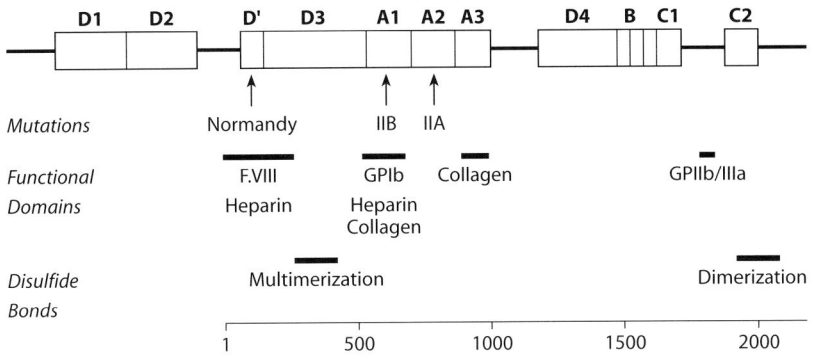

Abb. 10. Domänen und funktionelle Bindungsstellen des Von-Willebrand-Faktors

Die Klassifizierung ist sowohl für die Beurteilung der unterschiedlichen Vererbung als auch für die Differentialtherapie notwendig und hilfreich. Beim Typ 2b ist DDAVP kontraindiziert, da es eine zusätzliche Thrombozytopenie verusachen kann (Scharrer 1991). Die Aufklärung der dem VWS ursächlichen Gendefekte kann durch die Sequenzierung des VWF-Gens mit allen Exons-Introns-Grenzen ermöglicht werden. Für die meisten der bereits beschriebenen Typen lassen sich inzwischen kausale Mutationen identifizieren. In Kombination mit der PCR können sämtliche 52 Exons des VWF-Gens mit ihren Introngrenzen amplifiziert und analysiert werden. Eine VWS-Variante, die häufig als Konduktorin oder milde Hämophilie fehldiagnostiziert wurde, konnte von Mazurier (1992) identifiziert werden. Dabei sind die Spiegel des VWF-Antigens, des Ristocetinkofaktors in der Regel normal. Ebenso ist die Multimerenstruktur normal. Auffällig ist jedoch die erniedrigte F VIII : C-Konzentration. Diese Variante ist durch eine gestörte Bindung von F VIII an VWF charakterisiert.

Nach der Herkunft der ersten beschriebenen Patientin bezeichnete man diesen neuen Typ als VWS Typ Normandie. Nach einer neueren Einteilung der Nomenklatur soll dieser Typ als Typ 2 N bezeichnet werden, da es sich um einen funktionellen Defekt des VWF handelt (Sadler 1994). Das VWS zeichnet sich durch eine große Heterogenität aus.

Intraindividuelle und interfamiliäre Schwankungen der einzelnen Von-Willebrand-Parameter und der Blutungsneigung sind typisch. Bei der exakten Diagnose eines VWS, insbesondere des Typs 1, sollten Einflußfaktoren wie Alter, weiblicher Zyklus, Blutgruppe, Streß, Infektionserkrankungen und Medikamente beachtet werden. Im Alter, in der Schwangerschaft, bei Streß und bei Infektionskrankheiten steigt der Spiegel des VWF-Antigens.

Literatur

Hach-Wunderle V, Vigh Z, Scharrer I (1987) Diagnostik und Therapie des Von-Willebrand-Syndroms. Med Welt 38: 1654–1657
Mazurier C (1992) Von Willebrand disease masquerading as haemophilia A. Thromb Haemaostas 67: 391–396
Müller-Berghaus G (1996) Physiologie des Hämostasesystems. In: Mueller-Eckhardt C (Hrsg) Transfusionsmedizin. Springer, Berlin Heidelberg New York Tokio
Sadler JE (1994) A revised classification of von Willebrand disease. Thromb Haemaostas 71: 520–525
Scharrer I (1991) The treatment of von Willebrand's disease. In: Lusher JM, Kessler CM (eds) Hemophilia and von Willebrand's disease in the 1990's. Elsevier, Amsterdam New York
Toole JJ, Knopf JL, Wozney JM et al. (1984) Molecular cloning of a cDNA encoding human antihaemophilic factor. Nature (London) 312: 342–347

KAPITEL 2

Radiologische Diagnostik
der hämophilen Osteoarthropathie

R. ERLEMANN

Die Frequenz und der Schweregrad der hämophilen Osteoarthropathie von Kindern und Jugendlichen sind heute – mit der Möglichkeit einer Bedarfs- oder Dauersubstitutionstherapie – im Vergleich zu vergangenen Jahrzehnten rückläufig [8]. Bei vielen Patienten kann das Auftreten einer hämophilen Osteoarthropathie verhindert oder der Schweregrad zumindest gering gehalten werden. Dies erfordert eine jahrelange Überwachung der blutenden Gelenke und eine Beurteilung mittels objektiver, reproduzierbarer Parameter.

Pettersson et al. [8] erarbeiteten eine quantitative Stadieneinteilung, die nur Parameter einschloß, die Ausdruck primärer Veränderungen der hämophilen Osteoarthropathie sind. Dieses Klassifizierungssystem soll folgende Anforderungen erfüllen [8]:

1. Es soll objektiv, reproduzierbar und exakt sein.
2. Die bewerteten Veränderungen sollen für eine Beurteilung der Progression der Osteoarthropathie relevant und nicht Ausdruck der rezidivierenden Blutungen sein.
3. Die Veränderungen sollen quantifizierbar sein.
4. Es soll die Osteoarthropathie an einem Gelenk, einem Patienten, aber auch an einer Gruppe von Gelenken und Patienten bestimmen können.
5. Es soll auf Standardröntgenaufnahmen basieren, die technisch einfach in jedem Hämophiliebehandlungszentrum angefertigt werden können.

Dieses Klassifizierungssystem wird seit 1981 von dem Orthopedic Advisory Committee of the World Federation of Hemophilia empfohlen. Hier wird der Schweregrad der hämophilen Osteoarthropathie anhand von 8 Merkmalen pro untersuchtem Gelenk bestimmt (Tabelle 1). Die Differenzierungskriterien für die Ausprägungen einiger Merkmale sind

Tabelle 1. Pettersson-Score

Merkmal	Ausprägung	Score
Osteoporose	Nicht vorhanden	0
	Vorhanden	1
Epiphysenvergrößerung	Nicht vorhanden	0
	Vorhanden	1
Irreguläre subchondrale Knochenoberfläche	Nicht vorhanden	0
	Teilweise betroffen	1
	Komplett betroffen	2
Gelenkspaltverschmälerung	Nicht vorhanden	0
	Gelenkspalt > 1 mm	1
	Gelenkspalt ≤ 1 mm	2
Subchondrale Zysten	Nicht vorhanden	0
	1 Zyste	1
	> 1 Zyste	2
Erosionen an den Gelenkrändern	Nicht vorhanden	0
	Vorhanden	1
Inkongruenz der artikulierenden Knochen	Nicht vorhanden	0
	Gering	1
	Ausgeprägt	2
Gelenkdeformität (Angulation/Luxation)	Nicht vorhanden	0
	Gering	1
	Ausgeprägt	2

Gelenkscore gesamt:
(möglicher Gelenkscore: 0–13)

jedoch nur vage definiert. So wird z. B. bei den verschiedenen Ausprägungen einer subchondralen Knochenunregelmäßigkeit lediglich zwischen einer teilweisen und totalen Unregelmäßigkeit differenziert. Somit ist bei der Befundung eine subjektive Komponente nicht auszuschließen. Da dem Pettersson-Score als Verlaufskriterium große Bedeutung zugemessen wird, muß vor diesem Hintergrund die Zuverlässigkeit dieses Klassifizierungssystems bestimmt werden.

Validisierung des Klassifizierungssystems

Die Objektivität wurde in einer Interobserver-Studie mit 5 Befundern anhand von 128 Röntgenaufnahmen von Knie-, Ellbogen- und oberen Sprunggelenken überprüft [3]. Als Goldstandard wurde der Median aus den von den einzelnen Befundern angegebenen Scorewerten eines Gelenkes festgelegt. Das Alter der Patienten lag zwischen 4 und 65 Jahren, wobei der klinische Schweregrad zwischen einer massiven und einer fehlenden Ausprägung variierte.

Die Objektivität des Pettersson-Scores kann aus der Anzahl der Übereinstimmungen der einzelnen Untersucher abgelesen werden. Zwar wurde bei der Ermittlung der Gelenkscores eine komplette Übereinstimmung aller Befunder mit 5,5% der Fälle nur relativ selten beobachtet. Andererseits wurde für 96,1% aller Gelenke der gleiche Gelenkscore von mindestens 2 Befundern ermittelt. Die niedrige Übereinstimmungsrate sämtlicher Untersucher ist verständlich, da sich der Score aus 8 individuell zu analysierenden Merkmalen zusammensetzt. Andererseits war die maximale Abweichung mit einem Median von 3 Punkten gering und umfaßte weniger als 1/4 des vorgegebenen Beurteilungsspielraums von 13 Punkten.

Das Fehlen einer Osteoarthropathie sowie maximale Ausprägungen wurden zuverlässig diagnostiziert, während bei der Einstufung von mittelschweren Ausprägungen deutliche Variationen beobachtet wurden. Aber gerade eine möglichst exakte Differenzierung der verschiedenen Schweregrade wird von einem verläßlichen Therapieverlaufsparameter gefordert.

Insgesamt wurde der Score von den Befundern in den Knie- und Ellbogengelenken mit einer größeren Übereinstimmungsrate und einer geringeren Variation als in den oberen Sprunggelenken bestimmt. Weiterhin wurde ein geringer Lerneffekt der Befunder beobachtet, wobei die Übereinstimmung der Befunder mit zunehmender Zahl der befundeten Aufnahmen zunahm.

Für die einzelnen Merkmale des Pettersson-Scores wurden unter den Befundern deutlich unterschiedliche Übereinstimmungsgrade beobachtet. Sehr zuverlässig gelang die Bestimmung der Gelenkspaltverschmälerung, der Nachweis von Zysten und die Abschätzung der Epiphysenvergrößerung. Diese Merkmale gehören zu den exakt definierten Merkmalen. Zuverlässig gelang auch die Bestimmung des Ausmaßes der subchondralen Knochenunregelmäßigkeit, obwohl die verschiedenen Ausprägungen dieses Merkmals nur vage definiert sind. Es wird lediglich zwischen einer partiellen und totalen Unregelmäßigkeit differenziert, so daß bei der Befundung durchaus eine subjektive Komponente vorhanden ist.

Etwas schwieriger gestaltete sich die Einschätzung der Osteoporose sowie der Nachweis von Erosionen an den Gelenkrändern. Eine geringe Osteoporose ist auf konventionellen Röntgenaufnahmen nur schwer und

wenn, dann nur im Vergleich mit der kontralateralen regelrecht minerali-
sierten Seite zu diagnostizieren. Der Nachweis von Erosionen an den
Gelenkrändern kann in Einzelfällen schwierig sein, da physiologische
Einkerbungen mit Erosionen verwechselt werden können. Für die Befunder schwieriger erwies sich die Graduierung der Gelenkinkongruenz und
-deformität. Beide Merkmale sind nicht exakt definiert, denn es wird lediglich zwischen einer geringen und schweren Ausprägung differenziert.
Allerdings konnten Inkongruenzen und Deformitäten zuverlässig ausge-
schlossen werden.

Die in dieser Interobserverstudie ermittelten Variationen unter den
verschiedenen Befundern weichen in der Tendenz nicht wesentlich von
den von Pettersson et al. mitgeteilten Ergebnissen ab [7]. Pettersson et al.
ermittelten bei jeweils 10 untersuchten großen Gelenken pro Patient für 2
erfahrene Befunder eine Interobserverabweichung von 7 Punkten bei einem Signifikanzniveau von $p < 0,01$ und von 5 Punkten bei einem Signifikanzniveau von $p < 0,05$. Für die Intraobserverabweichung der oben
beschriebenen Studie teilten sie einen Wert von 4 Punkten bei einem Signifikanzniveau von $p < 0,01$ und einen Wert von 3 Punkten bei einem Signifikanzniveau von $p < 0,05$ mit.

In der vorliegenden Form ist der Pettersson-Score nur bedingt zum
Vergleich von Kollektiven, die von verschiedenen Untersuchern befundet
wurden, geeignet. Durch eine Optimierung der Differenzierungskriterien
für die einzelnen Merkmale, die, falls eben möglich, quantifiziert werden
sollten, könnte die Wertigkeit des Pettersson-Scores verbessert werden.
Der Pettersson-Score ist eher für Längsschnittuntersuchungen als für
Querschnittuntersuchungen geeignet. Bei Längsschnittuntersuchungen
sollten jedoch bei der Beurteilung von aktuellen Röntgenaufnahmen die
Voraufnahmen neu befundet werden, um die Intraobserverabweichung
niedrig zu halten.

Hämophile Osteoarthropathie bei Kindern und Jugendlichen

Von 40 hämophilen Kindern und Jugendlichen, davon 37 mit einer schweren und 3 mit einer mittelschweren Hämophilie, wurden Kniegelenke,
Ellbogengelenke und obere Sprunggelenke untersucht. Anhand von Röntgenaufnahmen von 219 Gelenken wurde der Schweregrad der Osteoarthropathie mit dem Pettersson-Score bestimmt [2].

Da die Patienten bereits über einen längeren Zeitraum von einer Substitutionstherapie im Bedarfsfall und teilweise einer Dauertherapie profitierten, wurden nur wenige schwere Osteoarthropathien erwartet. Dieses erwartete Ergebnis zeigt die Zusammensetzung der Gelenkscores, denn 55,3% der Gelenke waren frei von osteoarthropathischen Veränderungen. Ausgeprägte Osteoarthropathien mit Werten > 8 wurden lediglich in 3,7% der Gelenke beobachtet. Unser jüngster Patient mit einer Osteoarthropathie war 6 Jahre alt. Diese Beobachtung deckt sich mit der von Arnold u. Hilgartner, die ebenfalls als unteren Grenzwert für das Auftreten einer Osteoarthropathie 6 Jahre angaben [1]. Pettersson et al. [8] konnten bei Kindern unter 3 Jahren keine Osteoarthropathie nachweisen, wogegen alle Kinder über 6 Jahre mit einer schweren Hämophilie in mindestens einem Gelenk eine Osteoarthropathie aufwiesen. Unser ältester Patient mit schwerer Hämophilie und fehlender Osteoarthropathie war 14 Jahre alt.

Die verstärkte reaktive Durchblutung der kapsulären und epiphysären Gefäße im Gefolge einer Blutung führt im Kindesalter häufig zu einer Akzeleration des Epiphysenwachstums mit Vergrößerung und/oder vorzeitigem Auftreten der Epiphysenkerne. In dieser Untersuchung war eine Epiphysenvergrößerung der am häufigsten zu beobachtende Parameter (36%). Es folgten Unregelmäßigkeiten der subchondralen Knochenoberfläche mit 33%. Eine Osteoporose war lediglich an 5% der Gelenke nachweisbar. Ihre Entstehung wird auf die therapeutische und schmerzbedingte Ruhigstellung des Gelenkes zurückgeführt [1]. Die niedrige Osteoporosefrequenz in unserem Patientenkollektiv kann überwiegend dadurch erklärt werden, daß ein eingeblutetes Gelenk nach adäquater Immobilisierung möglichst frühzeitig wieder belastet wurde.

Die am stärksten betroffenen Gelenke waren die Sprunggelenke, gefolgt von den Ellbogengelenken. Dagegen waren die Kniegelenke geringer betroffen. Dieses Verteilungsmuster der Gelenkschädigungen steht im Gegensatz zu älteren Mitteilungen, die hinsichtlich Häufigkeit und Schwere der Osteoarthropathie folgende Reihenfolge angaben: Kniegelenke > Ellbogengelenke > obere Sprunggelenke [5, 6]. Man erklärte dieses Verteilungsmuster dadurch, daß Gelenke wie das Kniegelenk, deren Stabilität auf einer Weichteilführung und nicht auf einer knöchernen Gelenkführung beruht, besonders vulnerabel sind. Pettersson et al. beobachteten ebenso wie wir eine Änderung dieses Verteilungsmusters. Während bei einer Auswertung der 1958–1962 durchgeführten Röntgenuntersuchungen die Kniegelenke häufiger als die

Ellbogengelenke und diese häufiger als die oberen Sprunggelenke betroffen waren, entsprach in einer Untersuchung einer gleichaltrigen Population 1984 das Verteilungsmuster dem unserigen [7]. Insgesamt war jedoch die Anzahl der betroffenen Gelenke im Gesamtkollektiv deutlich rückläufig. Der Autor führt die Änderung der Verteilung auf eine gesteigerte sportliche Aktivität der Patienten zurück, die unter Substitutionstherapie möglich wurde.

Im Rahmen der sportlichen Aktivität tritt nun eine relative und auch absolute Zunahme der Verletzungsblutungen in den oberen Sprunggelenken auf. Kleinere Einblutungen in das Ellbogen- und das Sprunggelenk immobilisieren im Gegensatz zu Kniegelenksblutungen den Patienten nicht oder nur kurz. Aber gerade diese vom Patienten weitgehend nicht bemerkten mittelgradigen Reizzustände werden als besonders gelenkschädigend betrachtet [6].

Bei 11 unserer Patienten waren sämtliche Blutungen über 4 Jahre protokolliert, wobei an 61 untersuchten Gelenken 493 Gelenkblutungen beobachtet worden waren. Dabei waren innerhalb des Beobachtungszeitraums in 78,7% der Gelenke maximal 10 Blutungen aufgetreten. Zu mehr als 30 Blutungen war es lediglich in 8,2% der Gelenke gekommen. In 39,6% traten die Blutungen in den Ellbogengelenken, in 38,7% in den Sprunggelenken und in 21,7% in den Kniegelenken auf. In dieser Population konnte eine deutliche Abhängigkeit des Gelenkscores von der Anzahl der Gelenkblutungen innerhalb des Beobachtungszeitraums nachgewiesen werden (r = 0,68). Die Analyse der Blutungsfrequenzen ergab, daß innerhalb eines Jahres, vorausgesetzt es kam zu keinen weiteren Blutungen innerhalb des Beobachtungszeitraums, maximal 7 Blutungen in einem Gelenk eintreten durften, ohne daß sich eine Osteoarthropathie entwickelte. Andererseits zeigten alle Gelenke mit mehr als 3 Blutungsepisoden in einem Jahr und weiteren Blutungen in den übrigen Jahren osteoarthropathische Veränderungen. Wood et al. eruierten, daß in der Ära vor der Substitutionsbehandlung in nicht betroffenen Gelenken maximal 2 Blutungen aufgetreten waren [12].

Magnetresonanztomographie (MRT) von Blutergelenken

Pathogenetisch bestehen die ersten Gelenkveränderungen in einer Synovialishypertrophie und/oder Knorpeldestruktionen und bei Kindern in einer zusätzlichen Epiphysenakzeleration. Erst wesentlich später im klinischen Verlauf treten dann destruktive ossäre Veränderungen ein [7]. Mit dem Pettersson-Score und den Röntgenaufnahmen werden jedoch nur die ossären Veränderungen erfaßt, die mit Ausnahme der Epiphysenakzeleration und einer passageren Osteoporose irreversible Spätstadien dokumentieren. Die MRT ist neben der Sonographie das einzige Untersuchungsverfahren, mit dem Gelenkveränderungen vor Eintritt ossärer Destruktionen erfaßt werden können. Für die Darstellung der synovialen Hypertrophie eignen sich besonders Gradientenechosequenzen, die die eisenbeladene Synovialis aufgrund ihrer Suszeptibiltätsempfindlichkeit signallos darstellen.

27 Knie- und 25 Sprunggelenke mit mindestens einer Blutungsepisode von 20 Kindern und Jugendlichen (Alter 6–20 Jahre), die alle an einer schweren Hämophilie litten, wurden in der MRT untersucht. Alle Patienten erhielten über mehrere Jahre eine Substitutionstherapie bei Bedarf [4]. In den Gradientenechosequenzen war die eisenbeladene Synovialis neben der Kompakta und dem Faserknorpel die signalärmste Struktur im Gelenk und konnte von den übrigen Gelenkbinnenstrukturen zuverlässig abgegrenzt werden. Das Ausmaß der synovialen Hypertrophie variierte zwischen schmalen, überwiegend der Gelenkkapsel innen anliegenden Membranen und breiten nodulären konfluierenden Strukturen, die den benachbarten Knorpel destruierten (Tabelle 2). Ebenso wie Yulish et al. haben wir beobachtet, daß in Gelenken mit massivsten arthropathischen Veränderungen die Synovialisproliferation häufig geringer als in solchen mit mäßigen Destruktionen ausgeprägt war [13]. Diese Beobachtung kann wohl dadurch erklärt werden, daß die fibrotisch umgewandelte Synovialis atrophiert. Die Progression der Arthropathie kann durch eine Synovektomie verzögert werden, wodurch die Blutungsfrequenz gesenkt werden kann. Um effektiv zu sein, sollte die Synovektomie vor dem Eintritt einer Knorpeldestruktion durchgeführt werden [1, 9, 11]. Im Einklang mit den Literaturmitteilungen sind wir der Meinung, daß die MRT geeignet ist, die für eine Synovektomie in Frage kommenden Gelenke zu ermitteln [13]. Dies sollten besonders die Gelenke sein, in denen die Synovialis den Knorpel arrodiert.

Ebenso wie bei anderen Gelenkerkrankungen wurden Knorpelveränderungen durch die MRT zuverlässig erfaßt. Dabei reichte das Ausmaß von fokalen Signalintensitätsminderungen, die auf eine Reduktion des Wassergehaltes durch Knorpeluntergang zurückgeführt werden [10], bis zu einem nahezu kompletten Knorpelverlust. Unsere Untersuchungen zeigen, daß Knorpelalteration und Synovialisproliferation nebeneinander

Tabelle 2. MRT Befunde bei hämophiler Osteoarthropathie

Grad	Veränderung	Knie	OSG
Synovialishypertrophie			
0	Keine Alterationen	12	4
I	Dicke, signalarme/signallose	8	3
'	Membranen an der Innenseite der Gelenkkapsel		
II	Ausdehnung der Membranen zwischen die artikulierenden Knorpel	2	10
III	Fokale Destruktion des Knorpels im Kontaktbereich mit der verdickten Synovialis	5	8
Knorpelalterationen			
0	Normale Signalintensität	12	3
I	Fokale Signalintensitätsminderung	6	4
II	Fokale Knorpeldestruktionen	3	6
III	Knorpeldestruktion mit Gelenkspaltverschmälerung	4	12
IV	Subtotaler oder totaler Knorpelverlust	2	0

ablaufen können und nicht immer miteinander assoziiert sein müssen. So wurden bei einigen wenigen Gelenken allein Knorpelveränderungen beobachtet, und bei anderen lagen ausgedehnte Knorpelveränderungen bei nur minimalen Synovialisproliferationen vor. In den meisten Gelenken waren jedoch beide Prozesse in etwa gleichem Ausmaß vorhanden.

Zur Zeit sehen wir den Stellenwert der MRT bei hämophilen Patienten wie folgt: An erster Stelle steht die konventionelle Röntgenuntersuchung der rezidivierend blutenden Gelenke. Sind in dieser mit Ausnahme einer Osteoporose, einer Epiphysenakzeleration oder Zystenbildung keine ossären Veränderungen nachweisbar, sollte dann mit der MRT das Ausmaß der Synovialisproliferation und der Gelenkknorpeldestruktion ermittelt werden. Durch dieses Procedere werden sämtliche Frühveränderungen zuverlässig erfaßt. Solang keine ausgeprägten Knorpeldestruktionen vorhanden sind, sollten Verlaufskontrollen nach rezidivierenden Gelenkblutungen ebenfalls mit der MRT durchgeführt werden. Hierbei muß besonders der Verlauf der Synovialisproliferation beobachtet werden, um rechtzeitig die Indikation zu einer möglichen Synovektomie zu stellen.

Möglicherweise kann mittels der MRT die Entscheidung für eine Dauer- gegen eine Bedarfssubstitution gestützt werden. Dazu sind jedoch noch Untersuchungen eines größeren Patientenkollektivs erforderlich.

Bei Gelenken, die im Röntgenbild bereits weitergehende ossäre Veränderungen zeigen, erscheint die MRT dann indiziert, wenn wegen einer hohen Blutungsfrequenz eine Synovektomie in Betracht gezogen wird. Ansonsten ist der klinische Nutzen der MRT-Untersuchung dieser Gelenke eher gering. Klinisch hilfreich könnte die Differenzierung zwischen aktiver, gut vaskularisierter und „ausgebrannter", fibrosierter Synovialis sein. Zur Beantwortung dieser Fragestellung kann die MRT unter Verwendung von intravenöser Kontrastmittelgabe herangezogen werden. Erste Pilotstudien laufen derzeit.

Literatur

1. Arnold WD, Hilgartner MW (1977) Hemophilic arthropathy. J Bone Joint Surg 59A: 287–305
2. Erlemann R, Pollmann H, Reiser M, Almeida P, Peters PE (1987) Stadieneinteilung der hämophilen Osteoarthropathie mit dem Pettersson-Score. Eine Untersuchung von 40 Kindern und Jugendlichen. Röfo 147: 521–526
3. Erlemann R, Rosenthal H, Walthers EM, Almeida P, Calleja R (1989) Reproducibility of the Pettersson scoring system: an interobserver study. Acta Radiol 30: 147–151
4. Erlemann R, Pollmann H, Vestring T, Peters PE (1992) MR Tomographie der hämophilen Osteoarthropathie unter besonderer Berücksichtigung der synovialen und chondrogenen Alterationen. Röfo 156: 270–276
5. Forrai J (1979) Radiology of haemophilic arthropathies. Nijhoff, The Hague Boston London
6. Houghton GR, Duthie RB (1979) Orthopedic problems in hemophilia. Clin Orthop 138: 197–203
7. Pettersson H, Gilbert M (1986) Diagnostic imaging in hemophilia. Springer, Berlin Heidelberg New York, p 56
8. Pettersson H, Ahlberg A, Nilsson IM (1980) A radiographic classification of hemophilic osteoarthropathy. Clin Orthop 149: 153
9. Speer DP (1984). Early pathogenesis of hemophilic arthropathy. Evolution of the subchondral cyst. Clin Orthop 185: 250–256
10. Steudel A, Clauss G, Träber F, Nicolas V, Lackner K (1986) MR-Tomographie der hämophilen Arthropathie des Kniegelenks. Röfo 145: 571–577
11. Steven MM, Yogarajah S, Madhok R, Forbes CD, Sturrock RD (1986) Hemophilic arthritis. Q J Med 58: 181–197
12. Wood K, Omar A, Shaw MT (1969) Hemophilic arthropathy. A combined radiological and clinical study. Br J Radiol 42: 498–508
13. Yulish BS, Lieberman JM, Strandjord SE, Bryan PJ, Mulopulos GP, Modic MT (1987) Hemophilic arthropathy: assessment with MR imaging. Radiology 164: 759–762

KAPITEL 3

Prävention der hämophilen Arthropathie durch Prophylaxe im Kindesalter

W. KREUZ und C. ESCURIOLA-ETTINGSHAUSEN

Patienten mit schwerer Hämophilie A und B (Faktor VIII bzw. IX < 1%) leiden unter rezidivierenden Blutungen, v. a. in die Gelenke und Muskulatur. Seltener, jedoch häufig von lebensbedrohlichem Charakter sind Blutungen in die inneren Organe. Vor allem häufige und unzureichend behandelte Gelenkblutungen führen zu osteoarthropathischen Veränderungen im Sinne einer hämophilen Arthropathie.

Seit der Verfügbarkeit hochkonzentrierter Gerinnungspräparate besteht neben der adäquaten Behandlung im Blutungsfall die Möglichkeit der prophylaktischen Therapie. Durch regelmäßige prophylaktische Gerinnungsfaktorenapplikation soll Blutungen vorgebeugt und somit die Entwicklung osteoarthropathischer Veränderungen verhindert werden. Dies kann nur bei rechtzeitigem Beginn der prophylaktischen Behandlung bereits im frühen Kindesalter (primäre Prophylaxe) erreicht werden. Ziel ist es, durch Prävention von Blutungsereignissen Gelenkveränderungen im Sinne einer hämophilen Arthropathie und somit einer Körperbehinderung entgegenzuwirken und den Patienten eine volle Integration in ihr soziales Umfeld, eine altersgemäße physische und psychische Entwicklung, eine schulische und anschließend berufliche Integration und somit eine volle Produktivität zu ermöglichen.

In unserer Gerinnungsambulanz der Kinderklinik der J.W.-Goethe-Universität, Frankfurt am Main, beginnen wir mit der primärprophylaktischen Behandlung bei Patienten mit schwerer Hämophilie A oder B in der Regel zwischen dem 1. und 2. Lebensjahr, spätestens nach der ersten Gelenkblutung. Patienten mit mittelschwerer Hämophilie, die häufige Gelenkblutungen präsentieren, werden ebenfalls an eine prophylaktische Behandlung herangeführt.

Hämophilie-A-Patienten erhalten 3mal wöchentlich oder alle 2 Tage jeweils 30–40 IE Faktor VIII pro kg KG i.v., Hämophilie-B-Patienten 2mal wöchentlich oder alle 3 Tage 30–40 IE Faktor IX pro kg KG i.v.

Zur Erfassung der individuellen Dosierung und Zeitintervalle werden in regelmäßigen, 3monatigen Abständen die Faktor-VIII- bzw. -IX-Aktivitätswerte vor der jeweils nächsten Substitution bestimmt. Außerdem werden Recovery, Halbwertszeit oder modifizierte Halbwertszeit zu Beginn einer prophylaktischen Behandlung, anschließend alle 3–4 Jahre sowie bei Auftreten eines Hemmkörpers durchgeführt. Ziel ist es, bei schwerer Hämophilie vor der jeweiligen Substitution eine Faktor-VIII- bzw. -IX-Aktivität von 2–3% nicht zu unterschreiten.

Als Effektivitätsmaßstab einer prophylaktischen Behandlung muß außerdem die Blutungsfrequenz des einzelnen Patienten herangezogen werden. Hierzu ist es notwendig, jede einzelne Faktorensubstitution (Datum, Dosis, Charge) und jegliche Blutungsereignisse sowie Schulfehlzeiten zu dokumentieren. So kann bei Patienten, die über Blutungsereignisse während der langen Substitutionsintervalle berichten, u. U. durch Kürzung der Intervalle die Blutungsfrequenz deutlich gemindert werden.

Körperliche und laborchemische Untersuchungen erfolgen bei bereits vielfach exponierten Patienten in 3monatigen Abständen. Dabei werden Blutbild, klinische Chemie (Transaminasen, Harnstoff), Faktor-VIII- bzw. -IX-Aktivität, CD4 und CD8, virologische und Hemmkörperuntersuchungen durchgeführt. Engmaschiger hingegen müssen Patienten, die erst wenige Male mit einem Faktorenkonzentrat behandelt wurden, bezüglich einer möglichen Hemmkörperentwicklung kontrolliert werden.

Vor allem Patienten mit schwerer Hämophilie A entwickeln in 21–52% innerhalb der ersten 11 Expositionstage im Median (Spannweite = 3–195) einen Hemmkörper [3, 5]. Empfehlenswert ist daher eine Hemmkörperuntersuchung während der ersten 20 Expositionstage vor jeder 3.–4. Exposition und vom 20.–200. Expositionstag alle 10 Expositionen. Erst nach dem 200. Expositionstag erfolgen die Hemmkörperuntersuchungen in 3monatigen Abständen [4, 5].

Zur Erfassung und Quantifizierung von Gelenkveränderungen wird in 3jährigen Abständen ein orthopädischer und ein radiologischer Gelenkscore erstellt. Es handelt sich dabei um die vom Orthopaedic Advisory Committee der WFH (World Federation of Hemophilia) empfohlenen orthopädischen und radiologischen Gelenkscores:

- Beim orthopädischen Gelenkscore werden Ellbogen-, Knie- und Sprunggelenke jeweils nach einer 15-Punkte-Skala bewertet, so daß bei schwerster Schädigung aller Gelenke ein maximaler Patientenscore von 90 Punkten erreicht werden kann [7].
- Zum Erstellen des radiologischen Scores (Pettersson-Score) werden Röntgenaufnahmen der o. g. Gelenke nach einer 13-Punkte-Skala beurteilt. Hier liegt der maximale Patientenscore bei 78 Punkten [8].

Beide Scores ermöglichen eine langfristige Beurteilung einzelner Gelenke eines einzelnen Patienten, aber auch den Vergleich verschiedener Patientengruppen/Therapieregimes nach Erstellen eines Gesamtpatientenscores.

Ein wichtiger Faktor für die Effektivität einer prophylaktischen Behandlung ist eine hohe Compliance der Patienten und deren Eltern. Nur ein regelmäßiges, frühzeitig begonnenes und langfristig praktiziertes prophylaktisches Therapieregime ermöglicht die Prävention von Gelenkblutungen und ihren Folgen. Es ist daher anzustreben, die prophylaktischen Faktorengaben so weit wie möglich in das Alltagsleben zu integrieren. Eine der besten Möglichkeiten stellt die Prophylaxe in Heimselbstbehandlung dar: Die venöse Punktion wird von den Eltern oder bei älteren Kindern und Jugendlichen vom Patienten selbst durchgeführt. Häufige venöse Punktionen stellen jedoch im Kindesalter, v. a. im Kleinkindesalter, nicht selten ein Problem dar. Bei diesen Patienten sollte eine Implantation eines zentralvenösen Kathetersystems (z. B. Port-A-Cath) diskutiert werden. Die Faktorenapplikation unter aseptischen Bedingungen ist durch die Eltern erlernbar. Komplikationen wie Thrombosierung oder Sepsis werden selten beobachtet.

Zwar ist aus mehreren Langzeitstudien bekannt, daß eine im Kindesalter einsetzende prophylaktische Behandlung der Entstehung der hämophilen Arthropathie vorbeugen kann [1, 2, 6]. Der Zeitpunkt, zu dem eine primärprophylaktische Therapie begonnen werden sollte, wird jedoch diskutiert.

Um den Einfluß des Alters des Kindes bei Beginn der Prophylaxe auf die Entwicklung osteoarthropathischer Veränderungen bei schwerer und mittelschwerer Hämophilie A und B zu untersuchen, beobachteten wir prospektiv 2 Patientengruppen, die in unterschiedlichem Lebensalter mit einer langzeitprophylaktischen Behandlung begannen.

Tabelle 1. Gruppe I Beginn der prophylaktischen Behandlung im 2. Lebensjahr (n = 9)

Patient (A/B)	Alter (Jahre)	F VIII/IX (Aktivität%)	Gelenk-blutungen (Anzahl vor Prophylaxe)	Dauer der Prophylaxe (Jahre)	Pettersson-Score (Patientenscore)
1 A	4	< 1	3	2	0
2 A	4	< 1	4-5	2	0
3 A	5	4	5	3	0
4 A	5	4	1	3	0
5 A	6	< 1	1	4	0
6 B	7	< 1	1	5	2
7 A	8	< 1	0	5	0
8 B	8	< 1	0	5	0
9 A	14	< 1	1	12	0
Median	6 (4-14)		1 (0-5)	4 (2-12)	0 (0-2)

Patienten und Methoden

Wir untersuchten insgesamt 16 Patienten mit schwerer und mittelschwerer Hämophilie A und B. Die Patienten wurden in 2 Gruppen eingeteilt:

- Gruppe I, bestehend aus 9 Patienten im Alter zwischen 4 und 14 Jahren (Median 6 Jahre), die allesamt im 2. Lebensjahr mit einer prophylaktischen Behandlung begannen,
- Gruppe II, die sich aus 7 Patienten im Alter zwischen 6 und 13 Jahren (Median 11 Jahre) zusammensetzt und erst jenseits des 5. Lebensjahres prophylaktisch behandelt wurden.

Einzelne Daten zum Hämophilietyp, Restaktivität und Anzahl der Gelenkblutungen vor Beginn der Prophylaxe sind aus den Tabellen 1 und 2 ersichtlich. Nach der Gruppeneinteilung wurden Sprung-, Knie- und Ellbogengelenke geröngt und nach dem Pettersson-Score ausgewertet. Sämtliche Patienten erhielten eine prophylaktische Behandlung nach dem o. g. Therapieregime. Kontrolluntersuchungen erfolgten nach den bereits erwähnten Gesichtspunkten. Patienten der Gruppe II wurden vor Beginn der prophylaktischen Behandlung bedarfsbehandelt.

Tabelle 2. Gruppe II – Beginn der prophylaktischen Behandlung jenseits des 5. Lebensjahres (n=7)

Patient (A/B)	Alter (Jahre)	F VIII/IX (Aktivität %)	Gelenk-blutungen (Anzahl vor Prophylaxe)	Dauer der Prophylaxe (Jahre)	Pettersson-Score (Patientenscore)
1 A	6	< 1	ca. 5/Jahr	1	0
2 B	6	3	ca. 5/Jahr	1	0
3 A	6	3	2	1	0
4 A	11	< 1	ca. 10/Jahr	2	28
5 A	11	< 1	ca. 10/Jahr	3	5
6 A	13	< 1	ca. 5/Jahr	5	11
7 A	13	3	3-4/Jahr	5	33
Median	11 (6-13)			2 (1–5)	5 (0–33)

Ergebnisse

In den Tabellen 1 und 2 sind die Ergebnisse der radiologischen Patientenscores beider Gruppen aufgeführt. Bei allen 9 Patienten der Gruppe I, die zum Zeitpunkt der Untersuchung zwischen 2 und 12 Jahren (Median 4 Jahre) eine prophylaktische Behandlung durchführten, lagen die Patientenscores bei 0, bis auf Patient 6, bei dem der Patientenscore 2 Punkte betrug.

Bei den Patienten der Gruppe II, die mit einer prophylaktischen Behandlung erst jenseits des 5. Lebensjahres begannen, variierten die Patientenscores innerhalb der Gruppe stark: Bei den jüngeren Patienten dieser Gruppe (Alter 6 Jahre) lagen die Patientenscores bei 0 (Dauer der prophylaktischen Behandlung 1 Jahr). Bei den älteren Patienten dieser Gruppe (11–13 Jahre; Dauer der prophylaktischen Behandlung 5-7 Jahre) lagen die Patientenscores zwischen 5 und 33 Punkten, was das Vorhandensein diskreter bis z. T. ausgeprägter osteoarthropathischer Gelenkveränderungen wiederspiegelt.

Der mediane Populationsscore (Median der einzelnen Patientenscores) beträgt in Gruppe I 0 Punkte (Spannweite = 0–2) und in Gruppe II 5 Punkte (Spannweite = 0–13). Vergleicht man die Populationsscores beider Gruppen, so unterscheiden sich diese statistisch signifikant (Wilcoxon Signed Rank Test, p = 0,01).

Diskussion

Patienten der Gruppe I, die seit dem 2. Lebensjahr eine prophylaktische Behandlung durchführen, zeigen einen signifikant besseren radiologischen Gelenkstatus als die Patienten der Gruppe II, die sich erst jenseits des 5. Lebensjahres unter prophylaktischer Behandlung befanden. Dies weist darauf hin, daß ein frühzeitiger Beginn einer prophylaktischen Behandlung der Entwicklung osteoarthropathischer Gelenkveränderungen im Sinne einer hämophilen Arthropathie vorzubeugen vermag.

Unsere Daten bestätigen die Beobachtungen von Nilsson et al. [6], wonach diejenigen Patienten, die mit einer prophylaktischen Therapie (25–40 IE F VIII bzw. F IX 3mal bzw. 2mal wöchentlich) im 2. Lebensjahr begannen, im Alter zwischen 3 und 12 Jahren radiologische Patientenscores von 0 aufwiesen. Diejenigen Patienten, die erst später (bis 7. Lebensjahr) mit einer teilweise niedriger frequenten und dosierten Prophylaxe starteten, hatten im Alter zwischen 13 und 23 Jahren radiologische Patientenscores von bis zu 22 Punkten.

Eine spät einsetzende prophylaktische Behandlung vermag osteoarthropathische Veränderungen aufgrund der stattgefundenen Blutungsereignisse nicht mehr zu korrigieren. Unsere Ergebnisse weisen darauf hin, daß die Manifestation einer hämophilen Osteoarthropathie durch ein individuell angepaßtes prophylaktisches Therapieregime, beginnend im Kleinkindesalter, spätestens nach der ersten Gelenkblutung, verhindert werden kann.

Literatur

1. Aledort L, Haschmeyer, RH, Pettersson H and the Orthopaedic Outcome Study Group (1994) A longitudinal study of orthopaedic outcomes for severe factor-VIII-deficient haemophiliacs. J Intern Med 236: 391–399
2. Dzinaj T, Funk M, Schmidt H, Böttger S, Güngör T, Klarmann D, Kreuz W (1996) Radiological score in paediatric haemophilic patients with early and late onset of factor VIII-prophylaxis. Thromb Haemost 76/4: 630–ä631
3. Ehrenforth S, Kreuz W, Scharrer I, Linde R, Funk M, Güngör T, Krackhardt B, Kornhuber B (1992) Incidence of development of factor VIII and factor IX inhibitors in haemophiliacs. Lancet 339 (8793): 594–598
4. Inhibitorinzidenz bei erstbehandelten Hämophilen Prospektive (1993) Multizentrische Studie der pädiatrischen Arbeitsgruppe der Gesellschaft für Thrombose- und Hämostaseforschung (GTH), Studienprotokoll

5. Kreuz W, Escuriola Ettingshausen C, Martinez Saguer I, Güngör T, Kornhuber B (1996) Epidemiology of inhibitors in haemophilia A. Vox Sang 70 (Suppl 1): 2–7
6. Nilsson I.M., Berntorp E, Löfqvist T, Pettersson H (1992) Twenty-five years´ experience of prophylactic treatment in severe haemophilia A and B. J Intern Med 232/1: 25– 32
7. Pettersson C (1994) Orthopedic joint evaluation in hemophilia Prophylactic treatment of hemophilia A and B: Current and future perspectives. Science and Medicine, New York, pp 35– 39
8. Pettersson H, Ahlberg A, Nilsson IM (1980) A radiological classification of haemophilic arthropathy. Clin Orthop 149: 153– 59

Tissue Factor Pathway Inhibitor (TFPI): Nachweis und Bestimmung in der Synovialflüssigkeit großer Gelenke

S. Müller, R. Schulz, I. Scharrer und L. Hovy

Tissue Factor Pathway Inhibitor (TFPI) und Antithrombin sind natürliche Hemmstoffe von Faktor Xa und TF/Faktor-VIIa-Komplex. Dabei kommt es zur Hemmung des Faktors Xa und im nächsten Schritt im Komplex mit diesem, zur Inhibiton des aktivierten Faktors VII. So ist TFPI zusammen mit Faktor Xa, VIIa und Thromboplastin (= „tissue factor") endogener Inhibitor der extrinsischen Gerinnungskaskade und verlängert im Plasma die Gerinnungszeit.

Bisherige Untersuchungen haben sich auf den Nachweis der Plasmakonzentration von TFPI konzentriert. So konnten vielfältige Korrelationen z. B. zur koronaren Herzkrankheit ermittelt werden [1, 2, 5, 7, 8, 11–15]. Weiterhin zeigten Studien im Tiermodell, daß die Thromboseneigung in konzentrationsabhängiger Gabe von TFPI gesenkt werden konnte. Auch konnte nach der Lyse von Thromben durch die Gabe von TFPI der thrombotische Wiederverschluß von Gefäßen verhindert werden.

Nachdem von Brinkmann et al. [3] 1994 eine Synthese von TFPI auch in Synovialzellen und Chondrozyten nachgewiesen werden konnte, stellte sich für uns die Frage nach der optimalen TFPI-Bestimmung in der Synovialflüssigkeit. In unserem Patientengut befanden sich neben Patienten mit degenerativen Gelenkerkrankungen und Erkrankungen aus dem rheumatischen Formenkreis ein Hämophiler sowie ein Patient mit einem Von-Willebrand-Syndrom.

Material und Methode

In dieser Studie untersuchten wir die Synovialflüssigkeit (= Gelenkflüssigkeit) großer Gelenke (Hüft- und Kniegelenke) von insgesamt 45 Patienten unter verschiedenen Bedingungen. Das Alter der Patienten lag zwischen 27 und 88 Jahren (Durchschnitt 65 Jahre). Die Ätiologie der Erkrankungen war hauptsächlich die primäre oder sekundäre Arthrose (vgl. Tabelle 2). Weiterhin konnte die Gelenkflüssigkeit bei einem Patienten mit einer Hämophilie und die Gelenkflüssigkeit eines Patienten mit einem Von-Willebrand-Syndrom untersucht werden. Die durch eine Punktion gewonnene Gelenkflüssigkeit wurde in 2 Proben geteilt, wovon die eine nativ bei –20 °C bzw. bei –70 °C eingefroren wurde. Der 2. Probenanteil wurde mit 3,3%iger Natriumzitratlösung (9 Teile Synovia, 1 Teil Natriumzitrat) versetzt eingefroren. Anschließend erfolgte die laborchemische Untersuchung zur quantitativen TFPI-Bestimmung im ELISA-Test der Firma Imunbind (Imunbind; American Diagnostica, Product # 849).

Nach der ersten Untersuchungsreihe wurden die Proben erneut bei –70 °C tiefgefroren und zu einem späteren Zeitpunkt wiederum untersucht.

Die gewonnenen Ergebnisse wurden in einer Datenbank gespeichert, korreliert und auch im Hinblick auf einen Zusammenhang mit der vorliegenden Grunderkrankung (Bluterkrankung, Arthrose, Rheuma usw.), mit Alter, Geschlecht, Laborparametern (Gerinnungswerte, Blutfette, Leberenzyme usw.) und der laborchemischen Synoviaanalyse verglichen.

Ergebnisse

Die bei allen Patienten ermittelte Konzentration von TFPI betrug im Mittel 13,6 ng/ml. Die Lagerungstemperatur zeigte dabei keinen Einfluß auf die Ergebnisse (durchschnittliche Abweichung 2,6%).

Die mit Natriumzitrat versetzten Proben zeigten signifikant geringere Konzentrationen an TFPI verglichen mit den Proben ohne Zitratbeimengungen (Tabelle 1).

Nach erneutem Tieffrieren der Proben bei –70 °C fanden sich signifikant höhere Werte in allen Proben (Tabelle 1). Die ermittelten Kontrollwerte lagen nun durchschnittlich um 44% bei den nativen Proben und waren um 35% bei mit Natriumzitrat versetzten Proben höher. Lediglich bei der Synovialflüssigkeit von Patienten mit entzündlichem Geschehen

Tabelle 1. TFPI-Konzentration in Abhängigkeit von Lagerungstemperatur und Natriumzitratbeigabe

–70 °C	–70 °C (+ Zitrat)	–20 °C	–20 °C (+ Zitrat)	Kontrolle (–70 °C)	Kontrolle (–70 °C + Zitrat)
14,9 ng/ml	12,9 ng/ml	15,5 ng/ml	14,0 ng/ml	21,4 ng/ml	17,4 ng/ml

Tabelle 2. TFPI-Konzentration in der Synovialflüssigkeit

	TFPI [ng/ml]
Gesamtheit	13,6
Männer	12,9
Frauen	14,2
Patienten > 60 Jahre	10,9
Blutig tingierte Synovia	14,1
Arthrose	10,1
Entzündung	39,4
Hämophilie A	7,9
Von-Willebrand-Jürgens-Syndrom	16,3
Cholesterin > 220 mg/dl	13,9

waren die Kontrollen annähernd identisch zu den primär ermittelten Werten.

Bei entzündlichen Erkrankungen (aktive rheumatoide Arthritis, Synovitis, Zustand nach Gelenkinfektion), einhergehend mit einer Erhöhung der Blutkörperchensenkungsgeschwindigkeit, erhöhten Werten für C-reaktives Protein im Serum oder der Synoviaanalyse wurde die Konzentration des Inhibitors höher bestimmt als bei degenerativen Veränderungen des Gelenks. Bei blutig tingierter Synovialflüssigkeit zeigte sich der Wert für TFPI leicht erhöht, bei Arthrosen im Vergleich zur Gesamtheit erniedrigt.

Der Patient mit bekannter Hämophilie A (F-VIII-Aktivität 10%) hatte eine um 44% niedrigere Konzentration an TFPI in seiner Synovia. Für den Patienten, der unter einem milden Von-Willebrand-Jürgens-Syndrom litt, konnte ein um 16% höher liegendes TFPI ermittelt werden.

Patienten über 60 Jahre hatten eine insgesamt geringere Konzentration des TFPI in ihrer Synovia als Patienten unter 60 Jahren. Bei Frauen lag die TFPI-Konzentration mit 14,2 ng/ml höher als bei Männern mit 12,9 ng/ml. Die Serumcholesterinkonzentration hatte keinen Einfluß auf die nachgewiesene Menge an TFPI in der Synovialflüssigkeit (Tabelle 2).

Bei den übrigen laborchemisch ermittelten Werten (z. B. GOT, GPT, GGT, PTT, TZ, Hämoglobin, Thrombozyten und Kalzium) konnte keine Abhängigkeit der TFPI-Konzentration ermittelt werden.

Diskussion

TFPI, eine Protease, hemmt die initiale Reaktion der Tissue-factor-einge-leiteten Gerinnungskaskade (TF/F-VIIa-Komplex). Somit spielt TFPI eine wichtige Rolle in der Hämostase und Thrombogenese. Brinkman et al. [3] konnten nachweisen, daß TFPI auch in den Synovialzellen und Chondro-zyten synthetisiert wird. Dies erklärt das Gelenk als bevorzugten Ort für Einblutungen beim Hämophilen. Mit dieser Studie wollten wir die Konzentration von TFPI aus der Synovia in Abhängigkeit von bestimmten Erkrankungsbildern und Verarbeitungsbedingungen durch das Labor bestimmen.

Da die Testsubstanzen für den Nachweis von Tissue Factor Pathway Inhibitor in Plasma ausgelegt sind, untersuchten wir zunächst die Konzentrationen von TFPI aus der Synovia in Abhängigkeit von verschiedenen chemischen Zusätzen und Lagerungsbedingungen. Durch Natriumzitrat sind Kalziumionen gebunden. Somit wird die Gerinnungsaktivität in der Synovialflüssigkeit unterbunden, was folglich einen „Verbrauch" an TFPI in der Gerinnungskaskade verhindert.

Wie für die Konzentration des Tissue Factors (TF) nachgewiesen [7], wird durch die ablaufende Gerinnungskaskade offensichtlich auch in Synovialflüssigkeit keine höhere Menge Tissue Factor Pathway Inhibitor frei. Die signifikant höhere Menge von TFPI in nativen Proben im Vergleich zu nach der Entnahme mit Natriumzitrat versetzten Proben entspricht dem Verdünnungseffekt. Die Lagerungstemperatur (-70 °C bzw. -20 °C) hatte primär keinen Einfluß auf die ermittelten Werte.

Wurde die Synovialflüssigkeit nach der ersten TFPI- Bestimmung nochmals bei -70 °C tiefgefroren, konnte bei erneuter TFPI-Bestimmung eine bis zu ca. 1,5fach höhere Konzentration gefunden werden. Dies erklärt sich möglicherweise durch eine Zellyse nach dem Auftauen.

Tissue Factor (TF), also die von TFPI gehemmte Protease, kommt ebenfalls in Synovia vor [7]. Deren Konzentration ist jedoch etwa 140mal geringer als die des TFPI (0,097 ng/ml TF zu 13,6 ng/ml TFPI). Die Relation von Tissue Factor in Plasma zu Synovia betrug 1,7 : 1 (0,165 ng/ml

: 0,097 ng/ml); für Tissue Factor Pathway Inhibitor betrug sie 6,5 : 1 (89,5 ng/ml (nach 10) : 13,6 ng/ml).

Für Bakterientoxine ist die Stimulation der Tissue-Factor-Produktion nachgewiesen [7]. Dies führt auch zu einer Verminderung von TFPI im Plasma. Diese gefundene Reduktion von TFPI im Plasma bei Septikämien [12, 14] – von Chitolie et al. [5] für entzündliche Darmerkrankungen gezeigt – konnten wir für Gelenkflüssigkeit nicht bestätigen. Im Gegenteil, es bestand eine ausgeprägte Korrelation zu einer vermehrten Konzentration von Tissue Factor Pathway Inhibitor bei entzündlichen Veränderungen.

Die Plasmakonzentration an TFPI ist im Alter erhöht [13]. In der Gelenkflüssigkeit konnten wir dagegen eine signifikant geringere Menge TFPI bei Patienten über 60 Jahre nachweisen. Bei Frauen ist die TFPI-Konzentration im Plasma geringer [2]. In der von uns untersuchten Synovialflüssigkeit zeigte sie sich signifikant erhöht.

Eine verschiedentlich beschriebene Beziehung von Heparinisierung und TFPI im Plasma [1, 8, 11] konnte für intraartikuläres TFPI nicht gefunden werden. Das gleiche gilt für die Cholesterin- und Triglyceridkonzentration [15].

Nach Brinkmann et al. [3] wird das Gelenk durch die Synthese von TFPI in der Synovialis somit zum prädisponierenden Ort für Blutungen bei hämophilen Patienten. Die im Plasma nachweisbare TFPI-Konzentration ist bei Blutern erhöht. In der Synovialflüssigkeit konnte dies in unseren Untersuchungen wiederum nicht bestätigt werden. Hier betrug die Konzentration nur 58% von derjenigen des Gesamtkollektivs. Dies könnte durch einen zeitweiligen Verbrauch an TFPI erklärbar sein. Leider läßt aber auch die geringe Fallzahl an untersuchten Synovialflüssigkeiten noch keine eindeutige Aussage für Hämophile zu.

Viele theoretische wie praktische Beweise für die Bedeutung von Tissue Factor Pathway Inhibitor im Plasma von Blutern sind erbracht [4]. Die Regulationsmöglichkeit des intrinsischen Gerinnungssystems durch das extrinsische, beispielsweise durch rekombinanten Faktor VII [9], ist bekannt. Die Möglichkeit, eine Verkürzung der Blutungszeit über die Hemmung von TFPI zu erreichen, konnte auch bereits gezeigt werden [6]. Auf die Wertigkeit von TFPI in der Synovia können derlei Rückschlüsse noch nicht gezogen werden.

Zusammenfassung

Tissue Factor Pathway Inhibitor (TFPI) wird in den Synovialzellen und Chondrozyten synthetisiert. Er wird im Gelenk, abhängig von entzündlichem Geschehen, Geschlecht, Lebensalter und hämorrhagischen Diathesen, in verschiedenen Konzentrationen bestimmt. Zur Bestimmung der intraartikulären TFPI-Konzentration kann der übliche ELISA-Test verwendet werden.

Es empfiehlt sich eine Lagerung der mit Zitrat versetzten Synovialis bei −20 °C.

Die Bedeutung, die TFPI hierbei in der Gelenkflüssigkeit oder Synovialis zukommt, kann derzeit noch nicht umfassend geklärt werden und wird Gegenstand weiterer Untersuchungen sein.

Literatur

1. Abumiya T, Nakamura S, Takenaka A et al. (1994) Response of plasma tissue factor pathway inhibitor to diet-induced hypercholesterolemia in crab-eating monkeys. Atherioscler Thromb 14/3: 483–488
2. Airëns RAS, Coppola R, Potenza I, Mannucci PM (1995) The increase with age of the components of the tissue factor coagulation pathway is gender-dependent. Blood Coag Fibrinol 6: 388–394
3. Brinkmann T, Kähnert H, Prohaska W, Nordfang O, Kleesiek K (1994) Synthesis of tissue factor pathway inhibitor in human synovial cells and chondrocytes Makes joints the predilected site of bleeding in haemophiliacs. Eur J Clin Chem Clin Biochem 32: 313–317
4. Broze GJ, Girard TJ, Novotny WF (1990) Regulation of coagulation by a multivalent Kunitz-type inhibitor. Biochemistry 29: 7539–7546
5. Chitolie A, Hudson M, Wakefield AJ, Riddell A, Lee CA, Pounder RE (1993) Tissue factor pathway inhibitor (TFPI) and factor VII in inflammatory bowel disease (IBD). Thromb Haemostas THHADQ 69/6: 1081
6. Erhardtsen E, Ezban M, Madsen MT et al. (1995) Blocking of tissue factor pathway inhibitor (TFPI) shortens bleeding time in rabbits with antibody induced haemophilia A. Blood Coag Fibrinol 6: 388–394
7. Fareed J, Callas DD, Hoppensteadt D, Bernes EW Tissue (1995) Factor antigen levels in various biological fluids. Blood Coag Fibrinol 6/1: S 32–S 36
8. Hansen JB, Huseby NE, Sandset PM et al. (1994) Tissue factor pathway inhibitor and lipoproteins. Evidence for association with and regulation by LDL in human plasma. Atherioscler Thromb 14/2: 223–229
9. Hedner U (1990) Factor VIIa in the treatment of hemophilia. Blood Coag Fibrinol 1: 307–317

10. Imubind Total TFPI ELISA Kit, Product #849. American Diagnostica Inc. ADI, 94-06-22

11. Kalbas M, Hinz,U, Müller-Berghaus G (1993) Heparin-induced release of tissue factor pathway inhibitor (TFPI) by human endothelial and malignant cells. Thromb Haemostas THHADQ 69/6: 681

12. Mesters RM, Kienast J, Ostermann H, Loo J van de (1993) Tissue factor pathway inhibitor (TFPI) in septicemia: a prospective study in neutropenic patients. Thromb Haemostas THHADQ 69/6: 1198

13. Sandset PM, Larsen ML, Abildgaard U, Lindahl AK, Odegaard OR (1991) Chromogenic substrate assay of extrinsic pathway inhibitor (EPI): Levels in the normal population and relation to cholesterol. Blood Coag Fibrinol 2: 425–433

14. Wendisch J, Weissbach G, Harenberg J (1993) The behaviour of the tissue factor pathway inhibitor (TFPI) in healthy and sick children. Thromb Haemostas THHADQ 69/6: 682

15. Zitou D, Bara L, Basdevant A, Guy-Grand B, Samama M (1993) Human hyperglyceridemia is associated with an increase of F VII coagulant activity and a decrease of TFPI activity. Thromb Haemostas THHADQ 69/6: 561

KAPITEL 5

Konservative Behandlung der hämophilen Arthropathie

L. HOVY

Eine hämophile Arthropathie entwickelt sich aus einer initialen Blutung in der Gelenkinnenhaut als direkte Folge der angeborenen Gerinnungsstörung . Die ersten Gelenkblutungen treten bereits im frühen Kindesalter auf. Aus rein klinischer Sicht unterschied bereits Franz König im Jahre 1892 das Stadium der ersten Blutung vom 2. Stadium der Entzündung, der sog. „Panarthritis" (König 1892). Davon grenzte er das 3. Stadium mit regressiven Veränderungen ab.

Die morphologischen Charakteristika des Blutergelenkes hat Mohr (1993) sehr übersichtlich zusammengefaßt, wobei er die Veränderungen an der Synovia von den Knorpelschädigungen differenziert. An der verdickten Synovia sieht man ausgeprägte Siderineinlagerungen im Stratum synoviale und erweiterte Kapillargefäße, wobei die Synovialzellschicht keine Veränderungen aufweist. Im Gelenkknorpel findet sich ebenfalls Siderin im Zytoplasma der Chondrozyten und eine sog. Brutkapselbildung der Chondrozyten. Als Folge dieser toxischen Wirkung der Blutabbauprodukte kommt es zu tiefen Knorpelspalten mit zunehmender Zerstörung der Gelenkflächen.

Auch unter einer konsequenten Heimselbstbehandlung mit regelmäßiger Faktorsubstitution können spontane, meist aber traumatisch bedingte Gelenkblutungen auftreten. In Kenntnis der eingangs dargestellten Mechanismen der Gelenkschädigung muß deshalb jede Gelenkblutung konsequent behandelt werden!

Die wichtigste Initialmaßnahme ist selbstverständlich die sofortige und ausreichend hoch dosierte Faktorsubstitution. Bei einer kleineren Blutung sind ein elastischer Kompressionsverband, vorübergehende Schonung für 12–24 h sowie lokale Eis- und Antiphlogistikaapplikation in Form von Salbenverbänden sicher ausreichend. Die reaktive und oft schmerzhafte Synovitis kann zusätzlich durch ein Antirheumatikum (z. B.

Diclofenac) gemildert werden. Eine reflektorische Muskelatrophie muß unbedingt durch eine frühe Mobilisation in Verbindung mit aktiver Krankengymnastik verhindert werden.

Ein ausgeprägtes Hämarthros – z. B. im Kniegelenk mit mehr als 20–30 ml freiem Blut – sollte jedoch nach der Faktorsubstitution immer durch eine Punktion entlastet werden (Hovy 1993). Der Nachweis des freien Blutes in der Gelenkhöhle gelingt mühelos durch Palpation oder durch eine einfache Sonographie. Ein Kernspintomogramm ist in den meisten Fällen entbehrlich. Die Punktion ist auch nach 1–2 Tagen durchaus noch zu empfehlen (Hellinger u. Manitz 1980). Nach der Punktion wird ein elastischer Schaumstoffkompressionsverband für 12–24 h angelegt. Für diese Zeit sollte Bettruhe eingehalten und die Extremität hochgelagert werden. Zur Vermeidung einer Muskelatrophie erfolgt bewußt keine Ruhigstellung in Gips oder auf einer Schiene. Das Gelenk wird lediglich mit 2 Unterarmgehstützen für 2–3 Tage entlastet. Die Resorption kann durch externe Eisanwendung bzw. antiphlogistische Salbenverbände sowie durch interne Antiphlogistika (s. oben) unterstützt werden. Die Mobilisation erfolgt so früh wie möglich zunächst mit isometrischen Übungen, da die Muskulatur in den meisten Fällen bereits deutlich atrophiert ist. Nach wenigen Tagen wird die Extremität dann zunehmend aktiv krankengymnastisch beübt, und der Patient darf wieder voll belasten. Die Faktorsubstitution sollte nach einer Punktion für mindestens 10–14 Tage in fallender Dosierung fortgesetzt werden.

Ausgehend von einer akuten Blutung und der sich anschließenden akuten Synovitis (im Rahmen der Resorptionsvorgänge) kann sich v. a. bei bereits bestehender Vorschädigung des Gelenkes durchaus eine langanhaltende chronische Synovitis entwickeln.

Diese chronischen Synovitiden sprechen häufig, trotz regelmäßiger Faktorsubstitution, nicht ausreichend auf die oben beschriebene konservative Therapie an, und es kommt zusätzlich zu wiederholten kleineren oder größeren Einblutungen aus der stark verdickten Synovialis (Hovy u. Thoma 1996). In diesen Fällen muß dann ggf. die Indikation zu einer frühzeitigen Operation im Sinne einer Frühsynovektomie gestellt werden.

Bereits wenige Blutungen im frühen Kindesalter führen zu einer radiologisch nachweisbaren Arthropathie. Besonders in diesen Frühstadien ist eine konsequente konservative Therapie notwendig und durchaus erfolgreich, wie an dem langjährigen Verlauf bei vielen Patienten nachweisbar.

Für die röntgenologische Verlaufsbeurteilung eignet sich der Pettersson-Score (Pettersson et al. 1980).

Im konservativen Behandlungsregime hat insbesondere die Krankengymnastik eine zentrale Bedeutung, denn nur über ein gut ausgebildetes Muskelkorsett ist auch eine physiologische Gelenkführung möglich. Dies vermeidet v. a. die erneute Einblutung durch synoviale Verletzungen wie auch sekundäre mechanische Komplikationen an anderen Gelenken oder an der Wirbelsäule.

Auch bei der bereits weiter fortgeschrittenen hämophilen Arthropathie (in den Stadien 3 und evtl. 4 nach Arnold u. Hillgartner 1977) sollte bei den zumeist erwachsenen Patienten immer zuerst eine konsequente konservative Therapie durchgeführt werden. Diese umfaßt als zentrale Maßnahme ebenfalls die regelmäßige, selbständig durchgeführte Krankengymnastik zur Muskelkräftigung, die bei akuten Reizzuständen auch mit Eisanwendungen kombiniert werden kann. Unterstützend wirken physikalische Therapiemaßnahmen wie Diadynamik und Iontophoresen (z. B. mit Antiphlogistika). Auch die Verordnung von stützenden Bandagen sowie die lokale und systemische Gabe von nichtsteroidalen Antiphlogistika hat sich bewährt.

In den weiter fortgeschrittenen Stadien der Arthropathie kommt es zu zunehmend schmerzhaften Bewegungseinschränkungen und Fehlstellungen. Auch hier können einfache orthopädische Schuhzurichtungen oder orthopädisches Schuhwerk eine deutliche Verbesserung der Gehfunktion erreichen: Durch einen einfachen Pufferabsatz wird bereits eine wirksame Dämpfung in der Standbeinphase erreicht . Eine geringe Absatzerhöhung ist bei Reizzuständen im Sprunggelenk, die häufig mit Spitzfußkontrakturen verbunden sind, wirksam. Dabei muß jedoch beachtet werden, daß damit eine ggf. gleichzeitig vorliegende Beugekontraktur im Kniegelenk verstärkt werden kann. Eine Absatzrolle am Konfektionsschuh oder aber besser eine rückversetzte Mittelfußrolle mit Absatzausgleich entlasten das Sprunggelenk deutlich. Bei schmerzhaften Ankylosen sollte allerdings ein orthopädischer Schuh mit vorderer und hinterer Lasche in Verbindung mit den Sohlenzurichtungen verordnet werden.

Alle dargestellten Maßnahmen können leider die zunehmende Entwicklung der sekundären Arthrose nicht verhindern. Bei anhaltenden Reizzuständen durch die mechanische Reizung, die Zellbestandteile und andere Faktoren verschafft eine 1- bis 2malige intraartikuläre Kortisoninjektion oft über lange Zeiträume Linderung. Alternativ hat sich insbesondere bei der Hemmkörperhämophilie oder bei positivem HIV-Status eine Radiosynoviorthese mit Yttrium bzw. Gold bewährt (Fernandez-Palazzi 1990).

Das Endstadium der hämophilen Arthropathie ist gekennzeichnet durch die weitgehende Ankylose, die meist mit erheblichen Fehlstellungen verbunden ist. Hier können nur noch operative Eingriffe die Schmerzen lindern und eine Verbesserung der Funktionen erreichen.

Literatur

Arnold WD, Hilgartner MW (1977) Hemophilic arthropathy. J Bone Joint Surg 59: 287–305

Fernandez-Palazzi F (1990) Radioactive synoviorthesis in haemophilic haemarthrosis. In: Hämäläinen M, Hagena F-W, Schwägerl W, Teigland J (eds) Rheumatology, vol 13. Revisional surgery in rheumatoid arthritis. Karger, Basel , pp 251–260

Hellinger J, Manitz U (1980) Konservative und operative Therapie der hämophilen Arthropathie. Dtsch Gesundheitswesen 35:1–5

Hovy L (1993) Konservative und operative Therapie. In: Scharrer I, Schramm W (Hrsg) 23. Hämophilie-Symposion, Hamburg 1992. Springer, Berlin Heidelberg New York, S 95–100

Hovy L, Thoma W (1996) Therapeutische Ansätze bei Synovitis. In: Scharrer I, Schramm W (Hrsg) 25. Hämophilie-Symposion, Hamburg 1994. Springer, Berlin Heidelberg New York, S 120–123

König F (1892) Die Gelenkerkrankungen bei Blutern mit besonderer Berücksichtigung der Diagnose. Chirurgie 11: 233–242

Mohr W (1993) Pathogenese der Arthropathie. In: Scharrer I, Schramm W (Hrsg) 23. Hämophilie-Symposion, Hamburg 1992. Springer, Berlin Heidelberg New York Tokyo, S 83–94

Pettersson H, Ahlberg A, Nilsson IM (1980) A radiologic classification of hemophilic arthropathy. Clin Orthop 149: 153–159

KAPITEL 6

Krankengymnastische Behandlung der hämophilen Arthropathie

H. BAUER

Die krankengymnastische Behandlung bei hämophilen Arthropathien hat in den letzten Jahren in der Orthopädischen Universitätsklinik Friedrichsheim einen hohen Stellenwert erhalten. Wie bei der Behandlung der rheumatoiden Arthritis ist auch bei der hämophilen Arthropathie die Physiotherapie zur Erhaltung der Mobilität des Patienten dringend notwendig. Die Krankengymnastik hat eine zentrale Bedeutung im Therapieregime der hämophilen Arthropathie. Ein Eigentraining des Patienten ist nicht ausreichend, insbesondere, wenn diese Eigentherapie ohne fachliche Anleitung erfolgt.

Voraussetzung für eine adäquate Behandlung sind gewisse Behandlungsbedingungen, die wir von der krankengymnastischen Seite berücksichtigen müssen. Der Behandler sollte über detaillierte Kenntnisse der Belastbarkeit und der Biomechanik der betroffenen Gelenke und deren Funktion verfügen (Kapandji 1985).

- Während der Behandlung sind Fehlbelastungen im Gelenk-Muskel-System zu vermeiden.
- Eine Kooperation mit dem behandelnden Arzt bzw. Operateur ist notwendig.
- Der Behandlungsbeginn sollte frühestens 1 h nach Substitution liegen.

Arnold u. Hilgartner (1977) haben bei der Hämophilie verschiedene radiologische Klassifikationen vorgenommen. Die vorgestellten krankengymnastischen Behandlungstechniken beziehen sich auf das Stadium I (akute Synovitis) und auf das Stadium IV (aktivierte Arthrose).

Stadium I: akute Synovitis

Radiologische Veränderungen und Knorpelschädigungen bestehen nicht.
Durch die einmalige Blutung in das Gelenk kommt es zu einer entzündli-
chen Reaktion der Synovia und damit zu einer Unterbrechung der Nerv-
Muskel-Verbindung, was wiederum zu muskulären Dysbalancen, unkoor-
dinierten Gelenkfunktionen, Schonhaltungen und Arthrophien mit
Kraftminderung führt. Dies sind die Behandlungspunkte, wo die Kran-
kengymnastik gezielt eingreifen kann und soll, um eine physiologische
Beweglichkeit ohne Rezidivblutung zu erreichen.

Nachfolgend wird die krankengymnastische Behandlung am Beispiel
des Kniegelenks beschrieben. Die Behandlung ist folgendermaßen struk-
turiert:

- Die muskulären- bzw. Weichteiltechniken stehen in der Wertigkeit vor
  den Gelenktechniken.
- Vor jeder Muskelkräftigung ist eine Tonusnormalisierung der gelenk-
  führenden Muskulatur notwendig, um eine muskuläre Balance zu erreichen (Brügger 1980).
- Das Ziel der Krankengymnastik ist die Unterbrechung des Circulus vitiosus, denn muskuläre Dysbalancen führen zu Fehlbewegungen, die
  zu erneuten Blutungen führen können. Die Folge wäre eine fortschreitende Gelenkzerstörung.
- Als letzter Behandlungspunkt ist die Schulung von Kraft, Ausdauer,
  Beweglichkeit und Koordination in der Gelenkkette von großer
  Bedeutung, um einen optimalen Alltagseinsatz der betroffenen
  Extremität zu gewährleisten (Evjenth u. Hamberg 1980, 1990).

Am Behandlungsbeginn stehen die passiven krankengymnastischen
Techniken. Wir beginnen mit einer Quermassage der Knieflexoren zur
Dekontraktion der hypertonen Muskulatur. Nur bei einer gut dekontrak-
tionsfähigen antagonistischen Muskulatur ist ein optimales Quadrizeps-
training möglich (Brügger 1980).

Danach setzen die Gelenktechniken aus der manuellen Therapie ein.
Im einzelnen sind dies:

- Patellamobilisation zur Wiederherstellung der Gleitfähigkeit der Patel-
  la,
- Traktion zur Schmerzlinderung und

– Dorsalgleiten zur Flexionsverbesserung des Kniegelenks (H. Frisch).

Muskuläre Techniken und Gelenktechniken wechseln sich während der Behandlung ab. Nach den manualtherapeutischen Griffen erfolgt eine Dekontraktion der Wadenmuskulatur über eine aktive antagonistische exzentrische Technik (Brügger 1980). Die Bewegungsschulung im gesamten System im Sinne des PNF-Gangmusters (Buck 1993) ist ein sehr gutes Koordinationstraining. Danach schließt sich eine Dekontraktion der Beinbeugemuskulatur mit Fußsohlenkontakt zur Rezeptorenschlung im geschlossenen System an (Brügger 1980; Evjenth u. Hamberg 1980, 1990).

In unserer therapeutischen Abteilung arbeiten wir zur Kraft- bzw. Koordinationsschulung der Extremitäten innerhalb der Gelenkkette gern mit dem Theraband. Bei der Behandlung des Kniegelenks wird die betroffene und die gesunde Beinseite in das Training miteinbezogen. Das Theraband ist zur Verbesserung von Kraftniveau und Koordination in verschiedenen liegenden Ausgangsstellungen (Stabilisation in der Muskelkette – Beinachsentraining) auch schon bei geringer Belastungsfähigkeit der hämophilen Knie- und Fußerkrankungen einsetzbar. Auch das Training mit Geräten (z. B. Zugapparat) ist sehr gut möglich. An diesen Trainingsgeräten sind Stabilisationsübungen der Muskelkette mit Beinachsentraining im Stand (geschlossenes System) durchführbar. Außer der Einzeltherapie besteht in unserem Hause die Möglichkeit, an einem Gruppentraining („Kniegruppe") teilzunehmen (Üben des eigenverantwortlichen Trainings mit Korrektur der Ausgangsstellungen).

Nachfolgend werden die Behandlungsmöglichkeiten im fortgeschrittenen Stadium der Gelenkzerstörung beschrieben.

Stadium IV: aktivierte Arthrose

Hier ist die Synovia weitgehend vernarbt, Blutungen sind seltener. Es besteht eine Knorpel-/Knochenzerstörung mit starker Bewegungseinschränkung, evtl. mit Achsabweichung. Ein weiteres Kriterium ist die Fibrose der Gelenkkapsel. Aus diesen Gründen sind die Behandlungsschwerpunkte anders zu setzen als in Stadium I:

– Das Behandlungsziel ist die Erhaltung der Beweglichkeit bzw. Annäherung an ein physiologisches Gelenkspiel. Hierbei stehen die Ge-

lenktechniken unter Berücksichtigung der Gelenksituation im Vordergrund. Ein wichtiges Kriterium ist die Dehnung der Gelenkkapsel.
- An zweiter Stelle stehen die muskulären bzw. Weichteiltechniken. Wärme-, Kälte- und Elektrotherapie dienen als unterstützende Maßnahmen.
- Die Schulung der Stabilität in der Gelenkkette ist auch in diesem Stadium von großer Bedeutung. Eventuell ist der Einsatz von Hilfsmitteln (Unterarmgehstützen, Orthesen, Schuhversorgung) zum Gelenkschutz ratsam.

Der Behandlungsablauf soll anhand eines Fallbeispiels erläutert werden. Es handelt sich um einen 16jährigen Hämophilie-A-Patienten mit wiederholten Einblutungen im Ellbogen seit seiner Kindheit. Nun besteht eine fortgeschrittene Arthropathie (Stadium IV) nach Arnold und Hillgartner (1977). Er zeigte in seinem präoperativen Befund eine weitgehend freie Flexion, ein Extensionsdefizit von 55–60° sowie eine aufgehobene Pro- und Supination in Neutralstellung. Es wurde eine Radiusköpfchenresektion durchgeführt. Intraoperativ war die Flexion frei. Es verblieb jedoch noch ein Streckdefizit von ca. 50°. Die Pronation betrug ca. 70° und die Supination 30°.

Dieses Ergebnis galt es zu erhalten. Da eine ausgeprägte Fibrose der Gelenkkaspel vorlag, sollte mit physikalischen Maßnahmen die Situation der Gelenkkapsel verbessert und damit die Beweglichkeit in Richtung Extension erweitert werden (Dehnung der Gelenkkapsel). Dies kann in der Klinik nur initiiert werden. Das Behandlungsziel erreicht man nur über einen konstanten längeren Behandlungszeitraum über mehrere Wochen und Monate.

Postoperativ wurde der Ellbogen in einem Armsack gelagert. Es wurde vorsichtig mit aktiv/assistiver Krankengymnastik für die Flexion, Extension, Pro- und Supination begonnen. Hierbei ist die Berücksichtigung der Lage des Redons und die Schmerzangabe des Patienten von großer Bedeutung. Es sollte nur im schmerzfreien Bereich gearbeitet werden, um die Nozizeptorenaktivität nicht zu erhöhen (Brügger 1980) und eine Nachblutung zu vermeiden. Unter Anleitung bewegte der Patient Schulter und Hand eigenständig mehrmals täglich. Nach Entfernung des Redons konnte eine forcierte 2mal tägliche krankengymnastische Behandlung in der Abteilung stattfinden. Zusätzlich erhielt der Patient noch Ergotherapie. Der Einsatz der Ergotherapie dient zur Erhaltung der gewonnenen Bewegungserweiterung und Veränderung der stereotypischen Bewegungsmuster. Hierbei kommen Techniken aus dem ADL-Programm („activity of daily living") zur Anwendung (Krause 1994).

Krankengymnastisch begannen wir mit muskulären Weichteiltechniken. Am Ellbogen kam eine Quermassage bzw. Querfriktion im Muskelbauch und am Ansatz des M. biceps brachii zur Anwendung (Winkel et al. 1987). Diese Techniken dienen zur Detonisierung der hypertonen Muskulatur und damit zur Schmerzlinderung (Brügger 1980).

Eine Wärmeapplikation auf dem hypertonen M. biceps brachii bewirkte durch die bessere Durchblutung in diesem Bereich eine Detonisierung der Muskulatur. Dies hat auch eine Schmerzlinderung zur Folge. Die Wärme sollte nicht auf das betroffene Gelenk appliziert werden, um eine Kapselschwellung postoperativ nicht zu verstärken oder zu initiieren.

Danach kamen Gelenktechniken aus der manuellen Therapie zur Anwendung: Die Traktion dient zur Kapseldehnung, Schmerzlinderung und Bewegungserweiterung. Das Ulnargleiten nach dorsal bewirkt die Verbesserung der Extension. Manuelle Techniken zur Schulung der Pronation und Supination werden in Verbindung mit Muskelfunktionsmassage angewendet. Die Mobilisation des Radius bzw.der Ulna nach volar im distalen Radioulnargelenk erweitert den Bewegungsumfang im Sinne der Pronation und Supination (Frisch 1995; Winkel et al. 1987).

Bei den muskulären Dekontraktionstechniken für die Ellbogenflexoren ist das Beachten der Schulterretraktion bei diesem Krankheitsbild von Wichtigkeit. Nachdem die Gelenkbeweglichkeit etwas besser wurde, standen Schulter- bzw. Armkräftigung, Koordinationschulung und Stabilisation in der Muskel-Gelenk-Kette im Vordergrund. Hier kommen die Techniken aus dem PNF zur Anwendung (Buck 1993).

Die Haltungskorrektur ist für den Einsatz der oberen Extremität wichtig. Rückenschulaspekte dürfen nicht außer acht gelassen werden (Krause 1994). Für die Funktionen der oberen Extremität ist eine korrekte Wirbelsäulen-/Thoraxstabilität maßgebend. Deshalb ist die Spiegelkontrolle bei den Armstabilisationsübungen von großer Bedeutung. Auch hier wird der Patient angeleitet, eigenständig mit dem Theraband die Ellbogenbeweglichkeit in bezug auf die gesamte Muskelkette Arm zu trainieren.

Die Flexion am Ende der 2wöchigen Therapie war weitgehend frei geblieben. Bei der Extension wurde eine geringgradige Verbesserung (45–50° Defizit) erreicht. Die Pronation betrug ca. 80° und die Supination ca. 35°.

Die beiden aufgeführten Behandlungsregimes aus dem Bereich der hämophilen Arthropathie machen deutlich, daß eine effiziente krankengymnastische Behandlung nie ohne entsprechendes Wissen um die Biomechanik bzw. Pathomechanik und Belastbarkeit der Gelenke erfolgen kann. Als weiteres Kriterium ist der Substitutionszeitraum zu beachten, um eine optimale Behandlung zu gewährleisten.

In der krankengymnastischen Abteilung der Orthopädischen Universitätsklinik Friedrichsheim blicken wir auf einen langen Zeitraum bei der Behandlung der hämophilen Arthropathien zurück. Da wir immer die o. g. Kriterien berücksichtigt haben, ist es niemals zu einem erneuten Auftreten einer Gelenkblutung unter der Krankengymnastik gekommen.

In Patientenratgebern wird beschrieben, daß die kontrollierte Selbstbehandlung der hämophilen Arthropathie auf 2 Grundelementen basiert (Brackmann et al. o. J.).

1. Prophylaxe durch Heimselbstbehandlung mit Gerinnungspräperaten,
2. intensives Training der die Gelenke umgebenden Muskulatur.

Aus unserer langjährigen Klinikerfahrung wissen wir, daß dieses Training jedoch erst möglich ist, wenn die muskuläre Balance wiederhergestellt ist. Dies kann jedoch nur durch gezielte Krankengymnastik erfolgen. Optimierte muskuläre Gelenkführung bzw. Gelenkkoordination führt zu einer höheren Gelenkstabilität mit einer entsprechend verminderten Blutungsanfälligkeit.

Die Eigenverantwortlichkeit des Patienten ist von großer Bedeutung, und ein Interesse für die Pflege des Bewegungsapparates sollte möglichst früh bei den Kindern geweckt werden. Damit keine Überlastung bzw. Fehlbelastung der Gelenke resultiert, sollte ein Training am Anfang immer unter fachlicher krankengymnastischer Aufsicht erfolgen.

Bewegung ist gut; aber korrekte Bewegung, die Spaß macht, ist sinnvoller und wird auch eigenverantwortlich ausgeführt. Dies ist in Verbindung mit der Substitution die beste Prophylaxe.

Literatur

Arnold WD, Hilgartner MW (1977) Hemophilic arthropathy. J Bone Joint Surg 59:287–305
Benz H-J (1978) Zur Klassifizierung der hämophilen Arthropthie. Z Orthop 116: 905

Benz H-J (1982) Zur Therapie des hämophilen Hämarthros. Z Orthop 120: 667–672

Brackmann HH, Florijn YCK, Oldenburg J, Sandow U, Seuser A Bewegungstraining für Hämophilie. Wissenschaftliches Institut der Ärzte Deutschland e. V. Rheinischer Landwirtschaftsverlag, Bonn

Brügger A (1980) Die Erkrankungen des Bewegungsapparates und seines Nervensystems. Fischer, Stuttgart

Buck M, Beckers D, Adler S (1993) PNF in der Praxis. Springer, Berlin Heidelberg New York

Evjenth O, Hamberg J (1980) Muscle stretching in manual therapy. Alfta Rehab Förlag, Alfta SW

Evjenth ,O, Hamberg J (1990) Autostretching. Alfta Rehab Förlag, Alfta

Frisch H (1995) Programmierte Therapie am Bewegungsapparat. Springer, Berlin Heidelberg New York

Hovy L, Thoma W (1993) Therapeutische Ansätze bei Synovitis. In: Scharrer I, Schramm W (Hrsg) 23. Hämophilie-Symposium, Hamburg 1992. Springer, Berlin Heidelberg New York, S 120–123

Kapandji IA (1985) Funktionelle Anatomie der Gelenke. Untere Extremität. Enke, Stuttgart

Krause W (1994) Rückenschul-Almanach. Othegraven, Wien

Mohr W (1984) Gelenkkrankheiten. Thieme, Stuttgart

Mohr W (1993) Pathogenese der Arthorpathie. In: Scharrer I, Schramm W (Hrsg) 23. Hämophilie-Symposium, Hamburg 1992. Springer, Berlin Heidelberg New York, S 83–94

Mohr W, Wessinghage D (1992) Zur Pathogenese von Knorpelläsionen bei intraartikulären Blutungen. Aktuel Rheumatol 17:123–127

Winkel D, Vleeming A, Fisher S, Meijer OG, Vroege C (1987) Nichtoperative Orthopädie, Teil 3: Therapie der Extremitäten. Fischer, Stuttgart

KAPITEL 7

Langzeitergebnisse bei der operativen Behandlung der hämophilen Arthropathie

L. HOVY

Die hämophile Arthropathie entwickelt sich als Folge wiederholter Gelenkeinblutungen und kann durch eine konsequente Prophylaxe mit Gerinnungsfaktoren bereits im Kindesalter wahrscheinlich weitgehend vermieden oder zumindest doch verzögert werden (Dzinaj 1994). Die Resorption und der Abbau des freien Blutes aus der Gelenkhöhle führt, neben den schweren Knorpelveränderungen, v. a. zu einer Entzündungs-reaktion an der Gelenkinnenhaut (Mohr 1993). Diese akute oder selten chronische Synovitis kann in den meisten Fällen konservativ behandelt werden (Hovy u. Thoma 1996). Das Endstadium des sog. Blutergelenkes ist gekennzeichnet durch eine schwere sekundäre Arthrose mit zuneh-mender, stark schmerzhafter Gelenkversteifung und häufig ausgeprägten Fehlstellungen (Arnold u. Hilgartner 1977; Gilbert 1993; Pettersson et al. 1980).

In allen Stadien der hämophilen Arthropathie hat die konservative und krankengymnastische Therapie absolute Priorität (Hovy 1993). Nur nach erfolgloser konservativer Behandlung besteht bei einer akuten oder chro-nischen Synovitis mit rezidivierenden Einblutungen im Einzelfall die Indikation zu einer Operation im Sinne einer *Frühsynovektomie*. Hierbei wird eine subtotale Entfernung der villös-hyperplastischen oder der hä-morrhagisch entzündlichen Gelenkinnenhaut vorgenommen (Hovy u. Thoma 1996).

Wir führen diesen Eingriff als offene Synovektomie in der Technik nach Mori (1963) durch, da für die arthroskopische Technik eine Kompli-kationsrate mit Nachblutungen von bis zu 50% bei Hämophilen angege-ben wird (Luck u. Kasper 1989). Demgegenüber soll nach Luck u. Kasper (1989) bei der arthroskopischen Technik der postoperative Funktions-verlust, allerdings lediglich um 10–11° im Durchschnitt, geringer sein.

Tabelle 1. Funktionelle Ergebnisse nach Synovektomie und Gelenkrevision

Operations- verfahren	Anzahl (n)	Präope- rativ	1 Jahr postoperativ	2 Jahre postoperativ	4–5 Jahre postoperativ	Blutungs- kontrolle
Frühsynovektomie						
Knie	1	0–60–60°	0–30–60°	0–30–90°	0–30–90°	+
Ellbogen	2	0–15–110°	0–10–120°		0–10–110°	+
Spätsynovektomie						
Knie	5	0–32–74°	0–15–67°	0–23–59°	0–29–50°	+
Synovektomie bei Synovitis villonodularis pigmentosa und Von-Willebrand-Syndrom (Knie)						
	1	0–0–130°	0–0–130°	0–0–130°	0–0–130°	+

Auch bei den weiter fortgeschrittenen Arthropathien der Stadien II und III nach Arnold u. Hilgartner (1977) kann sich eine therapieresistente chronische Synovitis ausbilden. Da hier in der Regel bereits deutliche Zerstörungen an den Gelenkflächen vorliegen, spricht man dann von einer sog. *Spätsynovektomie.*

Die funktionellen Langzeitergebnisse der Frühsynovektomie sind, in Analogie zur Behandlung der chronischen Polyarthritis, als absolut günstig anzusehen. Demgegenüber hat die früher häufiger durchgeführte Spätsynovektomie mit und ohne Gelenkdébridement nicht die erwünschten Langzeitresultate erbracht.

Die Synovektomie erreichte in allen Fällen eine sichere Kontrolle der chronisch rezidivierenden Einblutungen und eine Schmerzausschaltung. Ein gleichzeitig durchgeführtes Gelenkdébridement mit Abtragung von Randwulsten und Glättung der Gelenkflächen verbesserte leider nur initial die Streckfähigkeit. Durch eine zunehmende fibröse Einsteifung der Gelenkkapsel und ein Fortschreiten der Muskelatrophie kommt es innerhalb von 2–5 Jahren wieder zu einem deutlichen Funktionsverlust, der etwa der präoperativen Beweglichkeit entspricht (vgl. Tabelle 1). Montane et al (1986) fanden jedoch auch mit der Spätsynovektomie noch in einigen Fällen eine Verzögerung der radiologischen Arthropathiezeichen wie bei der Frühsynovektomie.

Insgesamt erscheint somit für die Spätsynovektomie besonders am Kniegelenk eine zurückhaltende Indikationsstellung angebracht zu sein.

Auch bei der Frühsynovektomie sollte die Indikation bei Kindern unterhalb des 8.–10. Lebensjahres streng gestellt werden, da keine genügende Mitarbeit bei der postoperativ unabdingbaren und oft schmerzhaften krankengymnastischen Übungsbehandlung erwartet werden kann.

Alternativ steht, neben den konservativen Maßnahmen und der intraartikulären Kortisoninjektion, die Radiosynoviorthese zur Verfügung (Fernandez-Palazzi 1990).

In den weiter fortgeschrittenen Stadien der hämophilen Arthropathie kommt es zu einer fortschreitenden Gelenkzerstörung durch die sekundäre Arthrose mit Fehlstellungen und einem ausgeprägten Funktionsverlust.

Durch eine *Resektionsarthroplastik* kann z. B. am Ellbogengelenk in der Regel eine anhaltende deutliche Verbesserung der Pro- und Supinationsfähigkeit erreicht werden. Dabei wird das völlig deformierte Radiusköpfchen entfernt und eine Synovektomie durchgeführt. Die Unterarmumwendbewegungen und die Beugefähigkeit können damit dauerhaft erhalten werden, wohingegen die initial mäßige Verbesserung der Streckung häufig wieder verlorengeht. Als weiterer Nachteil muß die mäßige Instabilität des Ellbogengelenkes angesehen werden, die jedoch bisher von keinem Patienten gegenüber dem Gesamtfunktionsgewinn als negativ eingeschätzt wurde.

Eine *Arthrodese* erreicht zwar ein stabiles und belastbares Gelenk, stört aber andererseits besonders an der unteren Extremität den Bewegungsablauf nachhaltig, zumal in der Regel bereits weitere Gelenke ipsi- bzw. kontralateral betroffen sind. Schwere Zerstörungen an den Sprunggelenken müssen allerdings in Ermangelung alternativer Verfahren durch eine Arthrodese korrigiert und versteift werden. Postoperativ sind die Patienten auf orthopädische Schuhe oder zumindest orthopädische Schuhzurichtungen angewiesen.

Gegenüber den resezierenden oder aber versteifenden Operationsverfahren bietet der *künstliche Gelenkersatz* naturgemäß neben der Schmerzbefreiung einen oft dramatischen Funktionsgewinn für die Patienten. Die Indikation zu einer Endoprothese muß aber stets unter besonders strenger Berücksichtigung der möglichen Risiken gestellt werden. Dazu zählen in erster Linie die Protheseninfektion, Nerven- oder Gefäßläsionen und v. a. die Prothesenlockerung. Beim jüngeren Patienten ist v. a. die Langzeitverankerung der Prothesenteile im Knochen, die sog. Prothesenstandzeit, zu beachten. Die dauerhafte Verankerung der Endoprothese und damit das Langzeitergebnis wird nach großen Statistiken (Malchau et al. 1993) neben anderen Faktoren hauptsächlich vom Prothesenmodell, von der Fixationstechnik (zementiert oder zementfrei) sowie von der Nachbehandlung beeinflußt.

Am Hüftgelenk treten gegenüber dem Knie- und Sprunggelenk deutlich seltener Spontanblutungen auf. Eine geringe Schädigung der Gelenkflächen an der Hüfte verursacht jedoch häufig innerhalb weniger Jahre eine Progression der Arthrose. Die starke Bewegungseinschränkung in allen 3 Achsen und die hohe Schmerzhaftigkeit führt sehr früh zu einer ausgeprägten Behinderung der Patienten. Aufgrund der meist gleichzeitig bestehenden Arthropathien an Knie- und Sprunggelenken kann die Bewegungseinschränkung der Hüfte nicht mehr kompensiert werden. Die Indikation zum Gelenkersatz an der Hüfte ist somit unter folgenden Voraussetzungen gegeben:

- Zunehmende Kontraktur und hier v. a. eine Beugekontraktur über 15°. Das entspricht einem WFH-Gelenkscore (Gilbert 1993) von über 3 Punkten.
- Radiologischer Nachweis einer Arthropathie im Stadium IV und V nach Arnold u. Hillgartner (1977).
- Rasche Progredienz der Gelenkdestruktion im Röntgenbild, die v. a. im Pettersson-Score gut beurteilt werden kann (der durchschnittliche Pettersson-Score lag bei unseren Patienten bei 11 von maximal 13 Punkten).
- Ein wesentliches Kriterium ist jedoch eine starke Schmerzhaftigkeit, insbesondere bei Versagen von konservativen Behandlungsmaßnahmen, ebenso rezidivierende, nicht beherrschbare Einblutungen.

In der Zeit von 1972–1994 wurden bei 6 Patienten mit einer Hämophilie A und 2 weiteren Patienten mit schwerem Von-Willebrand-Syndrom ein totaler Hüftgelenkersatz durchgeführt.

Die Patienten waren zum Zeitpunkt der Operation zwischen 32 und 67 Jahre alt mit einem relativ niedrigen Durchschnittsalter von 48,4 Jahren. Insgesamt wurden 10 Endoprothesen implantiert, wobei 5 Prothesen und die dazugehörige Pfanne mit gentamycinhaltigem Knochenzement fixiert wurden. Dreimal wurde der Schaft zementiert und die Pfanne zementfrei als sog. Hybridprothese implantiert. Bei 2 weiteren Patienten wurden beide Prothesenteile zementfrei eingebracht.

Alle Patienten konnten klinisch und radiologisch nachuntersucht werden. Das Nachuntersuchungsintervall lag zwischen 4 und 23 Jahren, im Mittel bei 6,9 Jahren. Dabei fand sich im Charnley-Score (Charnley 1972), der jeweils zu 1/3 die Beweglichkeit, die Funktion und die Schmerzen bewertet, eine signifikante Verbesserung der Gesamtbeweglichkeit in allen 3

Tabelle 2. Ergebnisse nach Hüftendoprothese (n = 10). (Score nach Charnley 1972)

	Präoperativ	Kontrolle
Beweglichkeit	89°	192°
	2,9 Punkte	5 Punkte
Funktion	2 Punkte	4,9 Punkte
	(C)	(C)
Schmerz	2 Punkte	6 Punkte

Bewegungsebenen des operierten Hüftgelenkes von 89 auf 192°. Dies entspricht einer Funktionsverbesserung von 2 auf 4,9 Punkte, wobei der Index C den Befall weiterer Gelenke anzeigt (vgl. Tabelle 2). Alle Patienten waren postoperativ schmerzfrei.

Als Komplikation trat bei einem HIV-positiven Patienten eine septische Lockerung von Pfanne und Schaft 14 Monate postoperativ auf. Das Gelenk blieb nach einem einzeitigen Prothesenwechsel stabil. Ein weiterer HIV-positiver Patient entwickelte nach 5 bzw. 10 Monaten simultan einen hämatogenen Pilzabszeß an beiden operierten Hüftgelenken. Nach ausgiebiger operativer Abszeßrevision blieben beide Hüftgelenke asymptomatisch. Außer diesen beiden Spätkomplikationen bei HIV-infizierten Patienten waren keine peri- oder postoperativen Komplikationen zu verzeichnen. Darüber hinaus trat eine aseptische Pfannenlockerung nach 14 Jahren auf, die eine Wechseloperation erforderte.

Im Gegensatz zum Hüftgelenk wird das Kniegelenk sehr häufig von Einblutungen betroffen. Die Entwicklung der daraus resultierenden sekundären Arthrose kann durch konservative Maßnahmen deutlich verzögert werden. Auch starke Bewegungseinschränkungen werden von den Patienten noch relativ lang kompensiert. Insgesamt besteht jedoch in Analogie zum Hüftgelenk unter folgenden Voraussetzungen die Indikation zum Kniegelenkersatz:

- eine zunehmende Beugekontraktur über 15° oder eine zunehmende Achsabweichung über 15° valgus bzw. über 5° varus, entsprechend einem WFH-Gelenkscore (Gilbert 1993) von über 5 Punkten,
- eine Arthropathie im Stadium III–V nach Arnold u. Hilgartner (1977),
- eine rasche Progredienz der Gelenkdestruktion im Röntgenbild, wobei die Verlaufsbeurteilung im Pettersson-Score erfolgt (unsere Patienten hatten einen Pettersson-Score von durchschnittlich 9,7 von maximal 13 Punkten),

– selbstverständlich müssen die subjektive Schmerzhaftigkeit und/oder
  rezidivierende Gelenkblutungen ebenfalls als klare Indikation angesehen werden.

Von 1981–1994 wurden bei 10 Patienten mit einer Hämophilie A bzw. einem Von-Willebrand-Syndrom und einer komplexen Gerinnungsstörung
insgesamt 16 Knieendoprothesen implantiert. Das Alter der Patienten lag
zwischen 41 und 65 Jahren. Das Durchschnittsalter lag mit 51,5 Jahren etwas höher als bei den Patienten mit Hüftendoprothesen.

Sechsmal wurde eine achsgeführte, voll gekoppelte Prothese mit gentamycinhaltigem Knochenzement fixiert. Bei 8 Patienten konnte ein bi-
kondylärer Oberflächenersatz im Sinne einer ungekoppelten Prothese mit
Zement bzw. 2mal zementfrei implantiert werden. 2 Patienten erhielten
einen monokompartimentalen Ersatz als Hemischlitten.

Auch hier konnten alle Patienten klinisch und radiologisch zwischen 1
und 11 Jahre postoperativ, im Durchschnitt nach 3,8 Jahren, nachuntersucht werden. Hierbei bestätigte sich eine deutliche Verbesserung der
Streckfähigkeit von durchschnittlich 15,6° auf 5° zum Zeitpunkt der Nachuntersuchung. Auch die Beugefähigkeit konnte im Schnitt von 65,6° auf
76,3° verbessert werden (vgl. Tabelle 3). Alle Patienten waren schmerzfrei
und gehfähig. Dies entspricht im HSS-Score einer Verbesserung von 27,6
auf 70,8 Punkte.

Der Hospital-for-Special-Surgery-Score nach Ranawat u. Shine (1973)
bewertet neben der Schmerzhaftigkeit insbesondere die Funktion, das
Bewegungsausmaß, die Muskelkraft, die Deformität bzw. Instabilität und
die Notwendigkeit von unterstützenden Maßnahmen wie Gehstöcken.
Nach diesem Score konnten in der Hälfte aller Fälle mit einem kompletten Gelenkersatz gute bzw. sehr gute Ergebnisse erreicht werden.

Die unikompartimentalen Gelenkersätze erzielten demgegenüber
keine günstigen Ergebnisse. Bei einer 62jährigen Patientin mit einem
Von-Willebrand-Syndrom kam es 3 Jahre postoperativ zu einer aseptischen Lockerung des Hemischlittens. Auch bei einem weiteren Patienten
mit einer Hämophilie A kam es 11 Jahre postoperativ zu einer Sinterung
des Hemischlittens, der einen Wechsel zu einem Doppelschlitten erforderlich machte. Der Patient hat bis jetzt keine Symptome. Bei dem gleichen Patienten war 5 Jahre nach der Implantation eines zementfreien bi-
kondylären Oberflächenersatzes auf der Gegenseite eine progressive
Sinterung des Tibiaplateaus festzustellen. Der Patient ist jedoch klinisch
bis jetzt weitgehend symptomfrei.

Tabelle 3. Ergebnisse nach Knieendoprothese (n = 16)

	Präoperativ	Kontrolle
Beweglichkeit (mittel)	0°–15,6°–65,6°	0°–5°–76,3°
HSS-Score (mittel)	27,6 Punkte	70,8 Punkte

Außer den beschriebenen aseptischen Lockerungen waren keine weiteren Komplikationen, insbesondere keine Infektionen und v. a. keine Nachblutungen zu verzeichnen. Wir führen am Kniegelenk vor der Gelenkimplantation in der Regel eine totale Synovektomie durch.

Aufgrund unserer Langzeiterfahrungen bei HIV-positiven Patienten mußten wir feststellen, daß ein operativer Eingriff bei praktisch allen Patienten zu einer nachhaltigen Schwächung des Immunstatus mit einer deutlichen Reduktion der T4/T8-Ratio führt (Hovy et al. 1990). 2 Patienten mußten 1 Jahr postoperativ in ein niedrigeres CDC-Stadium eingeordnet werden. Inzwischen sind leider 3 Patienten an den Folgen der HIV-Infektion gestorben.

Fassen wir unsere Langzeitergebnisse zusammen, so können wir feststellen, daß mit einem Gelenkersatz in fortgeschrittenen Stadien der hämophilen Arthropathie an Hüft- und Kniegelenken ein sehr gutes Langzeitergebnis zu erreichen ist. In der Literatur wurden bisher nur wenige Langzeitergebnisse bei Hämophilen publiziert. So berichteten Luck u. Kasper (1989) über eine Revisionsrate von 60% für Hüftendoprothesen und von 17% für Knieendoprothesen. Nelson et al. (1992) stellen eine Revisionsrate von 34% am Schaft bei Hüftendoprothesen nach einer mittleren Nachbeobachtungszeit von 7,6 Jahren fest.

Erst kürzlich berichteten Kelley et al. (1995) in einer Multicenterstudie über eine radiologische Nachuntersuchung mit Lockerungsraten von 65% für die Pfanne und 44% für den Schaft.

Auch für die Knieendoprothesen wird eine Versagensquote von 68% von Figgie et al. (1989) und auch von Kjaersgard-Andersen et al. (1990) mitgeteilt. Alle zitierten Serien hatten eine sehr hohe Rate an postoperativen Nachblutungen, Infektionen bzw. postoperativen Narkosemobilisierungen.

Fassen wir unsere Ergebnisse mit dem Gelenkersatz bei der hämophilen Arthropathie an Hüft- und Kniegelenken zusammen, so können wir feststellen, daß in allen Fällen eine sichere Schmerzbefreiung und eine sichere Blutungskontrolle zu erreichen war. Bei allen Patienten konnte die Gehfähigkeit erhalten werden. Es kam zu einer signifikanten Verbesserung der Gesamtbeweglichkeit über einen Zeitraum von bis zu 23 Jahren. Die in der Literatur angegebenen Lockerungs- und Komplikationsraten konnten wir bei unseren Patienten nicht feststellen!

Aufgrund der hohen lokalen Infektionsrate und der deutlichen Reduktion des Immunstatus sehen wir die HIV-Infektion als relative Kontraindikation zu einem elektiven operativen Eingriff an (vgl. dazu auch Buehrer et al. 1990; Greene et al. 1990).

Weiterhin erscheint die zementfreie Fixation von Prothesenteilen mit einer höheren Lockerungs- bzw. Sinterungsrate verbunden zu sein. Dies führen wir auf die ausgeprägte Osteoporose bei den hämophilen Patienten zurück.

Literatur

1. Arnold WD, Hilgartner MW (1977) Hemophilic arthropathy. J Bone Joint Surg 59: 287–305
2. Buehrer JL, Weber DJ, Meyer AA, Becherer PR, Rutala WA, Wilson B, Smiley ML, White GC (1990) Wound infection rates after invasive procedures in HIV-1 seropositive versus HIV-1 seronegative hemophiliacs. Ann Surg 211/4: 492–498
3. Charnley J (1972) The long-term results of low-friction arthroplasty of the hip performed as a primary intervention. J Bone Joint Surg 54-B: 61–76
4. Dzinaj T (1994) Die Manifestation der hämophilen Arthropathie bei verschiedenen Therapieregimen. Inauguraldiss, Univ Frankfurt am Main
5. Fernandez-Palazzi F (1990) Radioactive synoviorthesis in haemophilic haemarthrosis. In: Hämäläinen M, Hagena F-W, Schwägerl W, Teigland J (eds) Revisional surgery in rheumatoid arthritis. Rheumatology 13. Karger, Basel, pp 251–260
6. Figgie MP, Goldberg VM, Figgie HE, Heiple KG, Sobel M (1989) Total knee arthroplasty for the treatment of chronic hemophilic arthropathy. Clin Orthop 248: 98–107
7. Gilbert MS (1993) Prophylaxis: Musculoskeletal Evaluation. Semin Hematol 30 (Suppl 2): 3–6
8. Greene WB, Degnore LT, White GC (1990) Orthopedic procedures and prognosis in hemophilic patients who are seropositive for human immunodeficiency virus. J Bone Joint Surg 72: 2–11
9. Hovy L (1993) Konservative und operative Therapie. In: Scharrer I, Schramm W (Hrsg) 23. Hämophilie-Symposion, Hamburg 1992. Springer, Berlin Heidelberg New York, S 95–100
10. Hovy L, Thoma W (1996) Therapeutische Ansätze bei Synovitis. In: Scharrer I, Schramm W (Hrsg) 25. Hämophilie-Symposion, Hamburg 1994. Springer, Berlin Heidelberg New York, S 120–123

11. Hovy L, Aygören E, Mondorf W, Scharrer I (1990) Long term follow up after orthopedic surgery in HIV antibody positive hemophiliacs. Poster. 19. International Congress of the World Federation of Hemophilia 14.–19. August 1990, Washington
12. Kelley SS, Lachiewicz PF, Gilbert MS, Bolander ME, Jankiewicz JJ (1995) Hip arthroplasty in hemophilic arthropathy. J Bone Joint Surg 77: 828–834
13. Kjaersgaard-Anderson P, Christiansen SE, Ingerslev J, Sneppen O (1990) Total knee arthroplasty in classic hemophilia. Clin Orthop 256:137–146
14. Luck JV, Kasper CK (1989) Surgical mangement of advanced hemophilic arthropathy. Clin Orthop 242: 60–82
15. Malchau H, Herberts P, Ahnfelt (1993) Prognosis of total hip replacement in Sweden. Acta Orthop Scand 64 (5): 497–506
16. Mohr W (1993) Pathogenese der Arthropathie. In: Scharrer I, Schramm W (Hrsg) 23. Hämophilie-Symposion, Hamburg 1992. Springer, Berlin Heidelberg New York, S 83–94
17. Montane I, McCollough NC, Lian EC-J (1986) Synovectomy of the knee for hemophilic arthropathy. J Bone Joint Surg 68: 210–216
18. Mori M (1963) Anterior capsulectomy in the treatment of rheumatoid arthritis of the knee joint. Arthritis Rheum 8: 130–136
19. Nelson IW, Sivamurugan S, Latham PD, Mathews J, Bulstrode CJK (1992) Total hip arthroplasty for hemophilic arthropathy. Clin Orthop 276: 210–213
20. Pettersson H, Ahlberg A, Nilsson IM (1980) A radiologic classification of hemophilic arthropathy. Clin Orthop 149: 153–159
21. Ranawat CS, Shine JJ (1973) Duocondylar total knee arthroplasty. Clin Orthop 94: 185–195

KAPITEL 8

Perioperative Substitutionstherapie

I. SCHARRER

Für eine perioperative Substitutionstherapie bei Bluterpatienten ist eine sehr enge Zusammenarbeit zwischen Orthopäden, Anästhesisten und Hämostaseologen notwendig. Jeder steht dabei verantwortlich an einem Eckpunkt eines Dreiecks, in dessen Mitte sich der Patient befindet. Die bekannten Komplikationen bei einer perioperativen Substitutionstherapie sind: Blutungen, Katheterinfektionen, Entwicklung von Hemmkörpern sowie Thrombosen und Embolien. Sie können durch eine Prävention vermieden werden. Die Einstellung des Patienten mit der Substitutionstherapie wird sich in der Praxis etwas unterscheiden, je nach dem, ob es sich um einen Notfall oder einen Elektiveingriff handelt. Bei einem Notfall ist ein Sicherheitsfaktor zu berücksichtigen.

Elektive Eingriffe sollten möglichst am Wochenanfang durchgeführt werden. Grundsätzlich kann bei Blutern jede orthopädische Operation durchgeführt werden. Für die Substitutionstherapie gilt die „goldene Regel": soviel wie nötig, so wenig wie möglich.

Wichtige Voruntersuchungen sind: Bestimmung der Recovery und der Halbwertszeit (HWZ), der Ausschluß eines Inhibitors sowie die Bestimmung der Thrombozytenzahl und der Leberwerte. Vor der Therapie sollte eine Impftiterkontrolle oder eine Impfung gegen Hepatitis A und B erfolgen, da möglicherweise Bluttransfusionen verabreicht werden, wobei immer noch ein geringes Restrisiko für Hepatitis A, B und C bestehen kann.

Die Substitutionsmenge ist abhängig von vielen Faktoren:

- dem Schweregrad der Hämophilie,
- dem Körpergewicht,
- von Operationsverfahren und -dauer sowie der intraoperativen Situation,
- dem Ausmaß der Wundflächen,

Tabelle 1. Behandlung von Blutungen bei Hämophilie A und B

Blutungstyp	Initialdosis (orientierende Spannbreite) [IE/kg/KG]
Operationen mit großen Wundflächen und/oder hoher Blutungsgefahr	50–80
Operationen mit kleinen Wundflächen (z.B. Zahnextraktion, Herniotomie)	25–40

Tabelle 2. Ungefähre Dosierung von Faktor-VIII-Konzentraten bei Operationen (schwere Hämophilie A)

Art der Operationen	Erforderliche Anfangsdosis	Erhaltungsdosis
„kleine" (z.B. Radiosynoviorthese) Spiegel < 50%	Abhängig vom Körpergewicht 3000–4000 IE	3 Tage 12stündlich 3000–4000 IE
„mittlere" (z.B. Arthroskopie) Spiegel ~50%	4000–5000 IE	3 Tage 12stündlich 4000–5000 IE
„große" (z.B. Hüftprothesen) Spiegel 100%	6000–8000 IE	bis zur Wundheilung 5 Tage 3mal 4000–5000 IE/Tag dann 2mal 3000 IE

- der Möglichkeit der lokalen Blutstillung,
- dem gewählten F VIII bzw. F-IX-Präparat,
- dem Beginn, der Art und der Dauer der physikalischen Therapie.

Dabei ist zu berücksichtigen, daß die Recovery bei F-IX-Präparaten niedriger ist als bei F-VIII-Präparaten, dafür jedoch die HWZ bei F-IX-Präparaten länger als bei F-VIII-Präparaten.

Als allgemeine Regel zur Berechnung der erforderlichen Einheiten gilt die Multiplikation des Körpergewichtes in kg mit dem gewünschten Ziel-F VIII/IX-Spiegel, z. B.

$$70 \text{ kgKG} \times 50\% = 3500 \text{ IE.}$$

Diese Berechnung muß jedoch noch an die Besonderheiten des jeweilig gewählten Substitutionspräparats angepaßt werden. Daraus ergeben sich die in Tabelle 1 gezeigten Mindestanfangsdosen: bei Operationen mit großen Wundflächen und hoher Blutungsgefahr 50–80 IE/kgKG. Diese

Empfehlung ist aus den Leitlinien der Bundesärztekammer (Vorstand und wissenschaftlicher Beirat der Bundesärztekammer 1995) entnommen, die auf dem Konsensuspapier der deutschen Hämophilietherapeuten beruhen.

In Tabelle 2 sind die Mindestanfangsdosen für kleinere, mittlere und größere Operationen bei Erwachsenen mit schwerer bis mittelschwerer Hämophilie A mit etwa 3000–6000 IE und die Mindesterhaltungsdosen bei kleinen, mittleren und größeren Operationen angegeben, wobei das Körpergewicht unbedingt berücksichtigt werden muß. Bei der Hämophilie B kann wegen der längeren HWZ des F IX das Intervall auf eine 24stündliche Gabe bei kleineren und mittleren Operationen verlängert werden. Wegen der Thrombosegefahr sollte bei Patienten mit mittelschwerer Hämophilie B eine Thromboseprophylaxe erfolgen und auf die Gabe von ultrahochgereinigten F-IX-Präparaten geachtet werden (Scharrer 1995).

Richtlinien für die Substitutionstherapie bei orthopädischen Eingriffen
- Beginn 1 h vor der Operation.
- F VIII/IX-Spiegel
  - während der Operation und am 1. postoperativen Tag   > 100%,
  - bis zum 10. postoperativen Tag   > 60%,
  - bis zur Entlassung   > 30%,
  - während der Physiotherapie   30%.
- keine ASS-haltigen Präparate.

Als Richtlinien für Operationen bei Blutern ist zu beachten: nach der präoperativen Bestimmung der F-VIII/IX-Spiegel, der Recovery und dem Ausschluß eines Inhibitors erfolgt der Substitutionsbeginn 1 h vor der Operation. Intra- und direkt postoperativ wird der F-VIII- bzw. F-IX-Spiegel bei größeren Operationen um 100% gehalten. Täglich ist eine Kontrolle des F-VIII- und -IX-Spiegels vor der Substitution mit konsequenter Dosiseinstellung erforderlich. Die Substitutionsdauer sollte bis zur Entfernung der Drainagen und der Nähte sowie bis zur Beendigung der Physiotherapie erfolgen. Es dürfen keine ASS-haltigen Präparate gegeben werden.

Prüfsteine für eine effektive Substitutionstherapie sind der Blutverlust, der Transfusionsbedarf, der Gerinnungskonzentratverbrauch und die Substitutionsdauer. Auch auf lokale Maßnahmen sollte geachtet werden wie z. B. die Anwendung des Fibrinklebers oder der Lasermethoden.

Kombinierte Operationen, wie etwa zusätzliche Zahnsanierungen bei orthopädischen Operationen, sollten wegen der Infektionsgefahr nicht durchgeführt werden. Häufig wird dies vom Patienten gewünscht, um Substitutionspräparate zu sparen. Nach allgemeiner Erfahrung sollte hier jedoch wegen der erhöhten Infektionsgefahr nicht am falschen Ort gespart werden. Wegen der Blutungsgefahr sind auch i.m.-Spritzen und intraarterielle Punktionen zu meiden.

Bei kleineren Eingriffen, bei Patienten mit milder Hämophilie B (F VIII > 10%) kann das Präparat DDAVP versucht werden. Zu beachten sind jedoch dabei die Kontraindikationen wie Alter > 60 Jahre und eine Hypertonie; außerdem noch der begrenzte Anstieg der Ausgangswerte auf das nur 3fache und die limitierte Wirkungsdauer von nur 3 Tagen.

Eine Thromboseprophylaxe mit Heparin wird in der Regel nur bei Patienten mit milder Hämophilie A sowie bei Patienten mit mittelschwerer und milder Hämophilie B durchgeführt. Antiemboliestrümpfe sollten jedoch getragen werden. Für eine genaue perioperative Einstellung zur Blutungsprophylaxe kann die kontinuierliche Infusion mit F-VIII/IX-Präparaten mit Hilfe einer Minipumpe oder eines Perfusors angewandt werden. Nach einer Bolusinjektion von etwa 50 IE/kgKG ist eine Gabe von 4–5 IE/kgKG/h an den ersten beiden Tagen nötig. Danach kann die Dosis wegen der Abnahme der Clearance an den nächsten 3 Tagen auf 2–3 IE/kgKG/h reduziert werden. Insgesamt ist der Verbrauch etwa 20–30% niedriger bei diesem Verfahren als bei der diskontinuierlichen Therapie.

Zur Vermeidung von Thrombophlebitiden bei der kontinuierlichen Infusion sollte Heparin in der Dosis von 1 IE/ml dazugegeben werden. Mit dieser perioperativen Substitutionstherapie wurden in den letzten 25 Jahren, also 1971–1996, die folgenden Operationen bei Blutern ohne Blutungskomplikationen oder Thrombosen durchgeführt:

- Synovektomien,
- Hüftendoprothesen,
- Knieendoprothesen,
- Achillessehnenverlängerungen,
- Pseudotumorentfernungen,
- Umstellungsosteotomien,
- Arthrodesen,
- Frakturversorgungen,
- Hämatomausräumungen u. a.

Es waren dabei weder intra- noch postoperative Blutungen aufgetreten. Mit hoher Blutungsgefahr verbunden und besonders hämostaseologisch aufwendige Operationen sind Notfall- oder Elektiveingriffe bei Patienten mit einem Iso- oder Autoantikörper gegen F VIII oder IX.

Zur Notfallblutstillung kann dabei *Feiba, Novo Seven* (rekombinierter F VIIa) und *Hyate C* (porziner F VIII) angewandt werden. Durch *Plasmapheresen* kann ein vorübergehendes Absinken des Hemmkörpertiters um 30–50% pro Separation erzielt werden. Neben den üblichen Plasmapheresen können Adsorptionsplasmapheresen angewandt werden. Die Immunglobulinapherese mit Therasorb-Säulen hat den Vorteil, daß eine Sitzung nur 4 h dauert und dabei 4–6 l ausgetauscht werden können. Zur Notfallblutstillung liegen in Deutschland mit der Anwendung von Feiba bisher die längsten und größten Erfahrungen vor. In der Regel werden 100–200 IE/kgKG/Tag verabreicht. Wegen der Gefahr einer Verbrauchskoagulopathie als Nebenwirkung sollten höhere Dosen als 200 IE/kgKG/Tag nicht gegeben werden. Außerdem sollte eine kombinierte Therapie von Feiba mit PPSB und/oder Hyate C wegen der Gefahr einer Verbrauchskoagulopathie vermieden werden (Scharrer 1995).

Bei Patienten mit hohem Alter (> 70 Jahre) ist wahrscheinlich das Präparat Novo Seven vorzuziehen. Bei der Anwendung von Hyate C muß vor der Therapie die „cross reactivity" gemessen werden, die das Verhältnis des Hemmkörpers gegen den Schweine-F VIII zum Hemmkörper gegen den menschlichen F VIII darstellt. Eine Therapie mit Hyate C ist in der Regel dann nicht mehr erfolgreich, wenn die „cross reactivity" > 35% beträgt. Normalerweise werden 50–100 E/kgKG 2mal täglich verabreicht (Scharrer 1995).

Eine Thrombozytopenic als Nebenwirkung kann dosisabhängig auftreten. Wegen einer möglichen Allergie empfiehlt sich vor jeder Infusion die Gabe von Kortikosteroiden. Der rekombinante F VIIa, der über die Aktivierung des „tissue factor" wirkt, wird in einer Dosis von 90 μg/kgKG im Abstand von 2 h injiziert (Scharrer 1996). Die Blutstillung wird in der Regel schon nach 2- bis 3maliger Anwendung erreicht.

Wenn irgend möglich, sollten bei Hemmkörperpatienten Elektiveingriffe wegen der hohen Blutungsgefahr erst dann vorgenommen werden, wenn durch eine Eliminationstherapie der Hemmkörper entfernt werden konnte. Radiosynoviorthesen sind wegen der relativ niedrigen Blutungsgefahr und des kleineren Eingriffes bei Hemmkörperpatienten größeren Operationen vorzuziehen.

Für Patienten mit einem *Von-Willebrand-Syndrom* (VWS) gelten die
gleichen Leitlinien wie bei Hämophiliepatienten bezogen auf die
perioperative Substitutionstherapie. Es muß jedoch auf eine typenge-
rechte Therapie geachtet werden (Scharrer et al. 1994). Dabei ist zu beachten, daß Patienten mit einem Typ 2a, einem Typ 2N, einem Typ 3 und
einem erworbenen VWS in der Regel eine höhere Substitutionsmenge
benötigen als Patienten mit Typ 1. Patienten mit Typ 2a und 3 sollten mit
80 IE/kgKG, Patienten mit Typ 1 mit 40 E/kgKG substituiert werden. Die
Dosierung unterscheidet sich auch nach der Größe des Eingriffs.

Operative Eingriffe mit VWF-haltigen Konzentraten
- Kleinere   20–40 IE/kgKG,
- mittlere   40 IE/kgKG,
- größere   40–80 IE/kgKG,
- Intervall   2mal tägl.

Die Dosis reicht von 20–80 E/kgKG, bezogen hier auf das Präparat
Haemate S, 2mal täglich.
  Kontrolliert werden bei operativen Eingriffen des VWS die Spiegel des
Ristocetinkofaktors als Aktivität des VWF, der *F-VIII : C-Spiegel* und die
Blutungszeit. Die Dauer der Substitution sollte wie bei der Hämophilie A
und B bis zur Wundheilung, der Entfernung der Drainagen und bis zum
Ende der physikalischen Therapie erfolgen.
  Bei kleineren Eingriffen bei einem milden Von-Willebrand-Syndrom
(Ristocetinkofaktor > 10%, z. B. bei einem Typ 1) kann Minirin angewandt
werden. Dabei ist wie bei der Hämophilie A darauf zu achten, daß die
Plasmagipfelwerte des VWF und auch des F VIII : C 30–60 min. nach
Beendigung der 30minütigen Infusion erfolgen. Die Minirindosis beträgt
0,4 µg/kgKG in 50–100 ml NaCl. Auf eine strikte Kontrolle der Flüssig-
keitszufuhr ist wegen der Gefahr einer Wassereinlagerung zu achten.
  Eine gezielte und täglich sorgfältig kontrollierte Substitutionstherapie
bei orthopädischen Operation ist die Voraussetzung dafür, daß bei Blutern und bei Von-Willebrand-Patienten derzeit jede indizierte Operation
durchgeführt werden kann. Durch die gezielte und sorgfältig kontrollierte
Substitutionstherapie in Verbindung mit den orthopädischen Operationen werden große Sekundärkosten an Präparaten vermieden, die ohne
Operation erforderlich wären.

Außerdem wird die Lebensqualität eines Patienten nach der Operation erheblich verbessert. Daneben kann die Arbeitsfähigkeit erhalten bzw. wiederhergestellt werden.

Abschließen möchte ich mit einer Danksagung an alle, die durch eine gute Kooperation in den letzten 25 Jahren diese operativen Ergebnisse ernöglicht haben:

Herrn Verwaltungsdirektor Auerbach, den Kollegen Herrn Hovy, Herrn Horrig, Herrn Willert und dem Direktor der Orthopädischen Klinik Herrn Zichner.

Literatur

Scharrer I (1995) Spontan erworbene Hemmkörperhämophilie. Intens Notfallbeh 20/3: 90–92

Scharrer I (1995) The need for highly purified products to treat hemophilia B. Acta Haematol 94 (Suppl 1): 2–7

Scharrer I (1996) Erworbene Inhibitoren gegen Faktor IX. Hämostaseologie 16/3: 174–173

Scharrer I, Vigh, T, Aygören-Pürsün E (1994) Experience with Haemate P in v.-Willebrand's disease in adults. Haemostasis 24: 298–303

Vorstand und wissenschaftlicher Beirat der Bundesärztekammer (Hrsg) (1995) Leitlinien zur Therapie mit Blutkomponenten und Plasmaderivaten. Deutscher Ärzte-Verlag, Köln

KAPITEL 9

Radiosynoviorthese bei der hämophilen Arthropathie

F. FERNANDEZ-PALAZZI

Es ist bekannt, daß das Auftreten eines Hämarthros das häufigste Blutungsereignis bei Hämophilen im muskuloskelettalen System ist. Es entsteht aus dem subsynovialen Venenplexus, in dem ein Mangel an thromboplastischer Aktivität herrscht [1]. Deshalb können wir dem hämarthrotischen Geschehen durch Resektion oder Fibrosierung der synovialen Membran vorbeugen. Die Resektion (Synovektomie) kann sowohl auf chirurgischem Wege, wie von Storti erstmals als präventive orthopädische Operation bei Hämophilen durchgeführt [7], als auch arthroskopisch oder mit Hilfe der Laserchirurgie vorgenommen werden.

Die Fibrosierung der Synovia (Synoviorthese) kann mit Hilfe eines sklerosierenden Materials wie Osmiumsäure oder Rifampicin oder einer radioaktiven Substanz wie Gold (^{198}Au), Rhenium (^{196}Re), Yttrium (^{90}Y) durchgeführt werden. Die chirurgische Synovektomie erfordert einen stationären Aufenthalt mit einer hohen Substitution an Gerinnungsfaktoren auf Werte von 100% am Operationstag, 50% für die Dauer der ersten Woche und schließlich 30% in den folgenden 4 Wochen. Weiterhin muß der Eingriff in der Regel auf 1–2 Gelenke beschränkt werden. Es wird entweder ein medialer parapatellarer Zugang oder eine Kombination aus einem medialen und einem lateralen parapatellaren Zugang vorgenommen. In 75–80% wird ein gutes Gesamtergebnis erreicht. Durch die Arthrose und die Kapselfibrose entwickelt sich allerdings häufig eine zunehmende Bewegungseinschränkung. In der Literatur finden sich eine Reihe von zufriedenstellenden Untersuchungen über die Ergebnisse der chirurgischen Synovektomie bei Hämophilen von Zentren aus Chapell Hill, Denver, Los Angeles und New York in den USA sowie aus Buenos Aires, Caracas, Rio de Janeiro und Sao Paulo in Südamerika [3, 5, 6, 7].

Arthroskopische Synovektomien wurden beschrieben von Zentren in Atlanta, Denver, Los Angeles und New Brunswick in den USA sowie von

Bonn, Genf und Madrid in Europa [3, 8]. Die arthroskopische Syno-
vektomie ist chirurgisch weniger aggressiv, wird aber durch postoperative
Blutungen kompliziert und erfordert deshalb eine hohe Substitution mit
Faktor VIII.

Schließlich wurde die Lasersynovektomie in Tel Aviv beschrieben [3, 4].

Synoviorthesen

Synoviorthesen mit Hilfe von chemischen Stoffen wie Osmiumsäure wurden ursprünglich zur Behandlung der rheumatoiden Arthritis (RA)
durchgeführt und haben den Nebeneffekt, daß sie sehr schmerzhaft sind
und ebenfalls den Gelenkknorpel zerstören. Rifampicin wurde von
Caruso (Pietrogrande, persönliche Mitteilung 1987) ebenfalls zur Behandlung der RA mit unbefriedigendem Ergebnis verwendet. Anders als bei
der Hämophilie ist die Synovia bei der RA das Erfolgsorgan der Erkrankung. Als Antibiotikum mit antiprotease- und fibrinolyseblockierendem
Effekt bewirkt Rifampicin eine Fibrosierung der Synovia.

Wir begannen mit der Anwendung von Rifampicin als Methode zur
Synovektomie mit einer Dosis von 375 mg (3 Amp. zu je 125 mg auf 3 ml)
verdünnt mit 0,9% NaCl in unterschiedlichen Volumina, abhängig vom
Gelenk (10 ml für Kniegelenke, 1–2 ml für Ellbogen- und Sprunggelenke
und 5 ml für Schultergelenke). Die intraartikuläre Injektion erfolgte
wöchentlich für 5–7 Wochen abhängig vom Erfolg.

Für die Indikation zu einer Synoviorthese wurde folgendes
Stufensystem entwickelt:

- *Grad I:* Reversible Synovitis ohne Nachblutungen. Eine präventive
  Synoviorthese ist bei mehr als 3 Gelenkblutungen innerhalb von 6
  Monaten indiziert.
- *Grad II:* Permanente Synovitis mit persistierender Verdickung der sy-
  novialen Membran und Bewegungseinschränkung. Eine Synoviorthese
  ist zwingend erforderlich.
- *Grad III:* Chronische Arthropathie mit bereits eingetretener muskulä-
  rer Atrophie und axialen Deformierungen der Gliedmaßen. Eine
  Synoviorthese kann als letzte Möglichkeit versucht werden.
- *Grad IV:* Fibrotische oder knöcherne Ankylose. Eine Synoviorthese ist
  kontraidiziert.

Tabelle 1. Patienten, die eine Synoviorthese mit Rifampicin erhielten

Gelenke	Grad I	Grad II	Grad III
Knie (n = 11)	3	6	2
Ellbogen (n = 6)	1	5	–
Sprunggelenke (n = 2)	–	2	–

Synoviorthese mit Rifampicin

Unsere Erfahrungen basieren auf 18 Patienten mit 19 injizierten Gelenken (Tabelle 1). Zur Kontrolle unterteilten wir die Ergebnisse in folgende Kategorien:

- Ausgezeichnet: „Trockenes Gelenk". Wiederherstellung der Funktion. Kein Hämarthros. Keine Synovitis.
- Gut: Klinische Verbesserung. Synovitis. Rückgang des Hämarthros. Verbesserung der Funktion.
- Gleichbleibend: Synovitis. Rückgang des Hämarthros. Keine Funktionsverbesserung.
- Schlecht: Synovitis. Wiederkehrendes Hämarthros.

Zusätzlich wurden die Patienten gebeten, eine Selbsteinschätzung über den Behandlungserfolg abzugeben. Die Bewertungsskala reichte hierbei von 1–10:

- 1–2–3 schlecht,
- 4–5–6 gleichbleibend,
- 7–8 gut,
- 9–10 ausgezeichnet.

Die Ergebnisse lauteten wie folgt:

- Subjektiv:
  - ausgezeichnet (n = 9): Knie 1, Ellbogen 6, Sprunggelenke 2,
  - gut (n = 7):   Knie 7,
  - gleichbleibend (n = 2): Knie 2,
  - schlecht (n = 1):   Knie 1.
- Objektiv:
  - ausgezeichnet (n = 10): Knie 3, Ellbogen 6, Sprunggelenke 1,

- gut (n = 7):   Knie 6, Sprunggelenke 1,
- gleichbleibend (n = 1): Knie 1,
- schlecht (n = 1):   Knie 1.

Zusammenfassend erweist sich die Synovektomie mit Rifampicin als eine gute Methode bei genauer Indikationsstellung und Selektion der Fälle entsprechend dem Schweregrad II. Nachteile sind die notwendigen Wiederholungen der Injektionen und die Schmerzhaftigkeit, die sich jedoch häufig nach der 3. Injektion bessert.

Kontraindikationen sind akute Fälle („full joint") sowie Gelenke mit ausgeprägter chronischer Synovitis.

Radiosynoviorthese

Sie wird durchgeführt, indem ein radioaktives Kolloid in das Gelenk injiziert wird. Dies führt zu einer Fibrosierung der synovialen Membran, welche eine Verödung des subsynovialen Venenplexus und somit das Verhindern einer Gelenkblutung bewirkt.

Die radioaktive Synoviorthese wird ambulant durchgeführt, es können bis zu 10 Patienten in einer Sitzung behandelt werden. Die erforderliche Substitutionsmenge ist sehr gering. Ein Faktoranstieg auf 15% für 72 h ist ausreichend.

Unsere Methode beinhaltet eine initiale Kontrolldarstellung mit ^{99}Tc m, um einen objektiven Status des entzündeten Gelenks zu erheben. Anschließend erhöhen wir den Faktorspiegel auf 15% und injizieren ein Lokalanästhetikum, gefolgt von der Injektion des radioaktiven Kolloids und einer Ruhigstellung mittels Verband für 4 Tage. Wir verwenden hierfür ein Kolloid mit γ-Strahlung (189 Au). Anschließend wird ein Gammagramm und Szintigramm durchgeführt, um die intraartikuläre Applikation nachzuweisen. Die Kontrollen in 6monatigen Abständen beinhalten die Erhebung des klinischen Befundes, eine 99Tc m-Darstellung zur Kontrolle des Entzündungsrückgangs, die Dokumentation der Rezidive, des Faktorenverbrauches und der Tage der Substitution. Zusätzlich erfolgt eine Chromosomenuntersuchung im Hinblick auf etwaige chromosomale Schädigungen [2].

Die in unserem Zentrum verwendeten radioaktiven Materialien sind ^{198}Au, ^{186}Re und ^{90}Y (Tabelle 2). Die verwendeten Dosierungen betragen für Kniegelenke 5 mCi in 10–15 ml NaCl, für Schultergelenke 4 mCi in 5 ml

Tabelle 2. Eigenschaften verschiedener Isotope bei RSO

Eigenschaft	^{198}Au	^{186}Re	^{90}Y
Eindringtiefe der β-Strahlung in			
– Knorpel	0,9 mm	1,0 mm	2,8 mm
– Weichgewebe	3,6 mm	2,7 mm	3,6 mm
γ-Strahlung	Ja	Wenig	Keine
Energie	0,96 MeV	0,98 MeV	2,2 MeV
Kolloidpartikelgröße	300 μm	10 μm	3000–10000 μm
Halbwertszeit	2,7 Tage	3,7 Tage	2,7 Tage

Tabelle 3. Radiosynoviorthesen von 1976–1996 (n = 70)

Zeit Monat	Jahr	Isotop	Knie (n)	Ellbogen (n)	Sprunggelenk (n)	Schulter (n)
September	1976	^{198}Au	5	3	2	
Mai	1977	^{198}Au	7	3		
Februar	1980	^{198}Au	8	1	1	
Dezember	1980	^{198}Au	5	5		
November	1982	^{186}Re	6	2	1	1
September	1993	^{186}Re	5	1	2	2
Oktober	1996	^{90}Y	7		1	2

Tabelle 4. Gelenkstatus vor Radiosynoviorthese (n = 70)

Gelenk	Anzahl (n)	Grad I	Grad II	Grad III
Knie	45	17	19	9
Ellbogen	18	5	8	5
Sprunggelenk	6	6		
Schulter	1			1

NaCl, für Ellbogengelenke 2–3 mCi in 3 ml NaCl und für Sprunggelenke 2 mCi in 3 ml NaCl.

Wir führten radioaktive Synoviorthesen bei 63 Patienten durch. Dreimal war es erforderlich, an einem Patienten 2 Gelenke zu behandeln, in 4 Fällen wurde in ein Gelenk ein 2. Mal injiziert. Insgesamt wurden 70 Radiosynoviorthesen vorgenommen. (Tabellen 3 und 4)

Ergebnisse

Eine Reduktion der Gelenkblutungen war in 88% zu verzeichnen, wobei 30–60% keine Blutungen mehr aufwiesen und 14–28% eine Verringerung bei nur 5 Therapieversagern (Knie), welche in einem fortgeschrittenen Stadium der chirurgischen Synovektomie zugeführt werden mußten.

Eine Reduktion der benötigten Substitutionsmenge um 67–94,5% wurde erreicht. Rezidivblutungen konnten meist mit lokalen Maßnahmen wie Eis und Druckverband behandelt werden.

Nach erfolgter radioaktiver Synoviorthese verringerte sich die Anzahl der Behandlungstage bei Gelenkblutungen auf 4 Tage. Vor Synoviorthese lag der Durchschnitt bei 8 Tagen mit einem Maximum von 25 Tagen Behandlung. Einige andere Berichte über die Radiosynoviorthese wurden auf verschiedenen Kongressen veröffentlicht [3].

Chromosomenuntersuchungen

Zur Dokumentation der Sicherheit von Radiosynoviorthesen führten wir eine Reihe von chromosomalen Untersuchungen bei nicht vorbestrahlten Patienten sowie 1, 2, 5 und 6 Jahre nach radioaktiver Synoviorthese durch: Die erste Studie wurde 1978 an 354 Metaphasen (mp) nach Synoviorthese mit ^{198}Au vorgenommen. Hier kam es zu Brüchen der Chromosomen in 61 mp (17,23%) und Chromosomenfragmentierungen in 13 mp sowie zu lediglich 6 prämalignen Läsionen (2 dizentrische, 2 Marker-, 1 Triradius- und 1 Chromosomenabbruch). 1982 wurde eine zweite Studie an den gleichen bestrahlten Hämophilen mit 649 mp durchgeführt. Hierbei fanden sich Chromosomenbrüche in 21 Fällen (13,24%), eine Abtrennung in einem Fall und eine Fragmentierung ebenfalls in einem Fall. Prämaligne Läsionen waren seit der ersten Untersuchung bei den betroffenen Patienten völlig verschwunden. Zusätzlich wurde eine dritte Studie an nicht vorbestrahlten Patienten mit 282 mp durchgeführt, die einen Bruch (1,2%) und 2 akrozentrische Abtrennungen (2,32%), ebenfalls ohne prämaligne Läsionen, aufwiesen.

Zusammenfassend kann man hieraus schließen, daß alle chromosomalen Veränderungen, die mit der Injektion radioaktiven Materials in Verbindung gebracht werden, nach einigen Jahren verschwinden und somit lediglich transitorisch sind. Die Befunde entsprechen weitgehend denen, die nach anderen medikamentösen Therapien wie z. B. mit NSAR,

Tabelle 5. Chromosomenveränderungen nach RSO

Studie	Unspezifische Veränderungen	Prämaligne Läsionen
I (1978) 1–2 Jahre post	n = 61 (17,23%)	n = 6 (1,69%)
II (1982) 5–6 Jahre post	n = 21 (3,24%)	n = 0
III (ohne Bestrahlung)	n = 2 (2,32%)	n = 0

Tabelle 6. Chromosomale Veränderungen bei 421 Metaphasen nach ^{186}Re bei 11 Patienten

Gruppe	Abnorme Zellen	Aneuploide	Brüche
Gruppe A (vor RSO) (n = 11)	13 (4,77%)	13 (4,77%)	–
Gruppe B (nach RSO) (n = 7)	19 (11,94%)	17 (10,96%)	2 (1,25%)

Aspirin usw. und nach einigen Infektionskrankheiten (Viruserkrankungen usw. erhoben werden (Tabelle 5).

Chromosomale Untersuchungen nach radioaktiver Synoviorthese mittels ^{186}Re zeigten keinerlei prämaligne chromosomale Abnormalitäten wie Marker, Abbrüche, triradiale, dizentrische Chromosomen u. a., im Gegensatz zu früheren Studien mit ^{189}Au. Diese Studien bestehen aus 2 Gruppen: Gruppe A mit 12 Hämophilen vor radioaktiver Injektion und Gruppe B mit 7 dieser Hämophilen 5 und 7 Monate nach Injektion von ^{186}Re (Tabelle 6)

Schlußfolgerungen

Die Synoviorthese mittels Rifampicin oder durch Radioaktivität mit Kolloiden wie ^{189}Au, ^{186}Re oder ^{90}Y stellt eine effektive Behandlung zur Vorbeugung wiederkehrender Gelenkblutungen dar. Durch die hervorgerufene Fibrosierung der synovialen Membran und die dadurch bewirkte Verödung des venösen Plexus werden zukünftige Blutungen effektiv verhindert.

Das Gesamtergebnis von 85% mit ausgezeichnetem Erfolg ist durchaus vergleichbar mit den Ergebnissen der chirurgischen Synovektomie bei Fehlen von prämalignen chromosomalen Veränderungen.

Die geringen Kosten, die einfache Durchführbarkeit, die Möglichkeit der Behandlung mehrerer Patienten zur gleichen Zeit unter ambulanten Bedingungen und die effektiven klinischen Ergebnisse machen sie zur Methode der Wahl bei der Behandlung der rezidivierenden Gelenkblutung bei hämophilen Patienten.

Literatur

1. Astrup T, Sjolin L (1958) Thromblastic and fibrinolytic activity of human synovial membrane and fibrous capsular tissue. Proc Soc Exp Biol Med 97: 852
2. Fernandez-Palazzi F, Bosch N de, Vargas A de (1984) Radioactive synovectomy in hemophilic hemarthrosis, follow-up of 50 cases. Sci J Haematol [Suppl] 33 (540): 291
3. Fernandez-Palazzi F (1994) Synovectomy in haemophilia. When and how? XXIth Congress of the World Federation of Haemophilia, Mexico City
4. Horoszowski H, Heim M, Seligsohn U, Farina I (1981) Use of the laser scalpel in orthopaedic surgery on hemophilic patients. In: Seligsohn U (ed) Haemophilia. Blackwell Science, Castle House, Sussex
5. Pietrogrande V, Torri G (1986) Sinovectomia quirurgia. In: Fernandez-Palazzi F (ed) Sinovectomia en atropatia hemofilica. Di grafica Gomez, Caracas, p 61
6. Silvelo L, Bussi L, Baudo F, DeCataldo F (1974) Results of synovectomy of the knee in haemphilia. Haematology 50/1: 81
7 Storti E, Traldi E, Davoli RG (1969) Synovectomy. A new approach to hemophilic arthropaty. Acta Haematol 41: 193
8 Wiedel J (1984) Arthroscopy and synovectomy in hemophilic arthropaty of the knee. Scand J Haematol [Suppl] 40: 263

KAPITEL 10

Rehabilitationstherapie der hämophilen Arthropathie

R. ZIMMERMANN

Der Patient mit mittelschwerer und insbesondere schwerer Hämophilie A und B ist durch eine lebenslange Blutungsneigung gekennzeichnet. Im Vordergrund stehen Gelenk-, Muskel- und Hautblutungen. Seltener treten Blutungen in anderen Organbereichen auf. Für Beeinträchtigungen des Bewegungsapparates sind insbesondere Gelenk- und Muskelblutungen verantwortlich. Zerebrale Blutungen sind seltener ursächlich verantwortlich.

Die frühzeitige Dauersubstitutionsbehandlung stellt die entscheidende Voraussetzung dafür dar, den Bluterpatienten vor einer Behinderung zu bewahren und den Eintritt der Behinderung in ein möglichst hohes Lebensalter hinauszuschieben. Die heutigen Möglichkeiten der Substitutionsbehandlung haben dazu geführt, daß schwere Behinderungen des Bewegungsapparates beim Hämophiliepatienten nur noch selten anzutreffen sind. Die ganzheitliche Rehabilitation hat somit nicht mehr die Bedeutung wie in der Vergangenheit [7, 10].

Die Rehabilitation der hämophilen Arthropathie bleibt dagegen trotz hervorragender Voraussetzungen für die Akutbehandlung von Gelenk- und Muskelblutungen ein aktuelles Problem auch beim jugendlichen Hämophiliepatienten. Diese Aussage erscheint überraschend. Aus Angst vor möglichen Nebenwirkungen der Substitutionsbehandlung stimmen auch heute noch viele Eltern nur zögerlich oder sehr spät einer konsequenten Dauersubstitutionsbehandlung zu.

Ziel der Rehabilitaiton der hämophilen Arthropathie ist die Wiederherstellung einer intakten Gelenk- und Muskelfunktion und somit eine Unversehrtheit des gesamten Bewegungsapparates. Sie ist Voraussetzung für die Wiedergewinnung und den Erhalt der aktiven Teilnahme am normalen Leben, im Beruf, aber auch in Familie und Gesellschaft [7, 8]. Die ent-

scheidenden Inhalte der Rehabilitation der hämophilen Arthropathie
sind in der

- Substitution,
- Krankengymnastik,
- Schmerzbehandlung und
- physikalischen Maßnahmen

zu sehen.

Akute Blutung

Bei akuten Blutungen in ein nicht vorgeschädigtes Gelenk kann durch
frühzeitige und ausreichende Substitution mit Gerinnungsfaktorenkonzentrat eine restitutio ad integrum erzielt werden (Abb. 1). Bei umgehen-
der Behandlung in der initialen Phase der Blutung (sog. „Aura") und
Fehlen von Schmerz und Bewegungseinschränkung kann auf eine Immobilisierung verzichtet werden. Bei der schmerzhaften Gelenkschwellung
wird eine Ruhigstellung von 1-2 Tagen empfohlen [4]. Mit der Früh-
mobilisierung sollte aber rasch begonnen werden. Bei Schmerzen ist eine
analgetische Therapie indiziert. Dabei hat eine sorgfältige Auswahl der
Substanzen zu erfolgen. Insbesondere muß auf acetylsalicylsäurehaltige
Präparate und auf nichtsteroidale Antirheumatika verzichtet werden, die
die Thrombozytenfunktion inhibieren. Bewährt haben sich Medikamente
wie z. B. Ibuprofen, Diclofenac oder Meloxicam. Bereits in der frühen
Phase sollte mit isometrischen Übungen und aktiver Bewegung begonnen
werden. Ergänzend können Bewegungsbäder und Kurzwelle verordnet
werden. Die Wiederherstellung von Bewegungsumfang und Muskelkraft
gewährleistet die restitutio ad integrum (Abb. 1).

Eine längerfristige Immobilisation führt dagegen zu einer Muskel-
schwäche und Einschränkung der Beweglichkeit. Am Ende stehen Funktionsverlust, Deformierung und sekundäre Gelenkveränderungen.

Wegen der funktionellen Einheit von Gelenk und Muskel soll an dieser
Stelle auch auf die Bedeutung der konsequenten Behandlung einer akuten
Muskelblutung hingewiesen werden. Die angemessene Substitution führt
zu einer Normalisierung der Hämostase mit Resorption der intramuskulären Blutung. Während bei kleinen Muskelblutungen und frühzeitigem Behandlungsbeginn innerhalb von wenigen Tagen eine Normalisie-

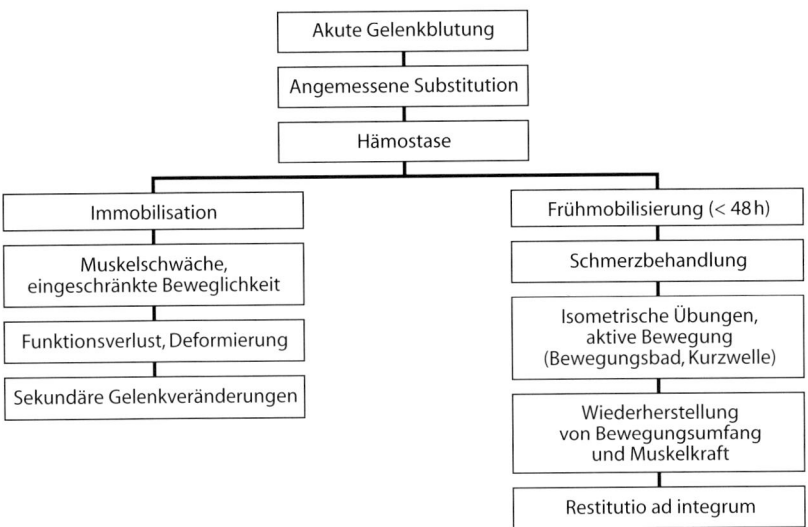

Abb. 1. Behandlung der Gelenkblutung

rung erreicht werden kann, muß bei der älteren und ausgedehnten Muskelblutung über eine längere Zeit behandelt werden. Bei schweren retroperitonealen Blutungen kann eine Dauersubstitution über 1–3 Monate notwendig werden, bis die Einblutung vollständig resorbiert ist. In jedem Fall hat die Substitutionsbehandlung der intramuskulären Blutung bis zur vollständigen Resorption des Hämatoms zu erfolgen, da ansonsten die Bildung eines sog. hämophilen Pseudotumors droht. Ein Schema der Behandlung der intramuskulären Blutung und die therapeutischen Inhalte sind in Abb. 2 dargestellt. Auch bei der ausgedehnteren intramuskulären Blutung kann bei frühzeitigem Behandlungsbeginn und ausreichender Substitutionsdauer eine restitutio ad intregum erzielt werden. Bei unzureichender Behandlung ist mit einer Muskelschädigung im Sinne von Kontrakturen, Funktionsverlust, Deformität und sekundären Gelenkveränderungen zu rechnen.

Kann bei einer Gelenk- oder Muskelblutung eine Restitutio ad intregum nicht innerhalb von wenigen Tagen erzielt werden, ist die Substitutionsbehandlung mit einer physiotherapeutischen Behandlung zu kombinieren. Eine Vielzahl von krankengymnastischen Behandlungsmethoden stehen zur Verfügung [6]. Nach unseren Erfahrungen haben sich insbesondere folgende Behandlungstechniken bewährt:

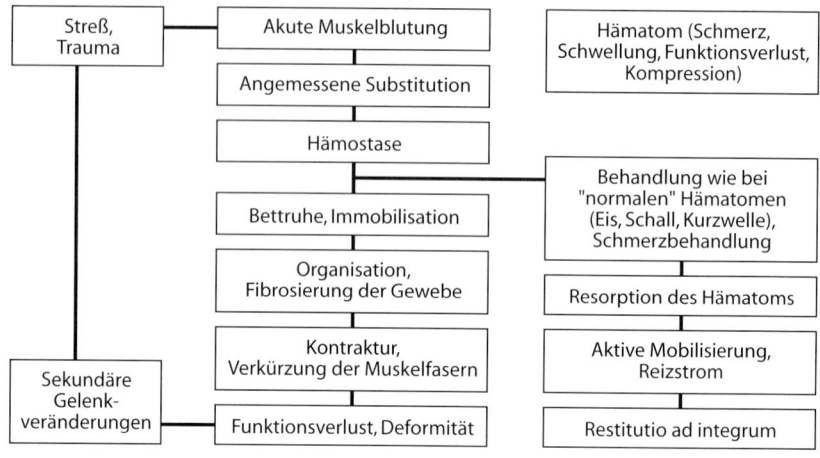

Abb. 2. Behandlung der intramuskulären Blutung

- PNF (propriozeptive neuromuskuläre Fazilitation),
- manuelle Therapie,
- Methode nach Maitland,
- Schlingentischbehandlung.

Unter Berücksichtigung der heutigen Möglichkeiten muß die Behandlung der akuten Gelenk- oder Muskelblutung die restitutio ad integrum zum Ziel haben. Bei bereits vorhandenen Behinderungen muß das Erreichen des Zustandes vor dem akuten Ereignis zum Gegenstand der Behandlung gemacht werden.

Akute und chronische Synovitis

Die Gelenkblutung bei Hämophiliepatienten führt ohne angemessene Substitutionsbehandlung zur Synovitis. In den areolären Gewebszonen der Synovialmembranen kommt es zu einer villösen Hyperplasie [5]. Es folgt die Proliferation des Stromas und eine perivaskuläre Rundzell-infiltration. Das fibrinolytische Potential der Synovia wird dabei noch weiter gesteigert und führt seinerseits zu neuerlichen Einblutungen. Aus der anhaltenden Synovitis und dem Einfluß von Hämoglobin und seiner Abbauprodukte resultiert schließlich die fortschreitende Schädigung des Gelenkknorpels [5]. Von einer chronischen Synovitis wird bei einem über

6 Monate dauernden Verlauf gesprochen. Es finden sich dabei villöse Hyperplasien der Synovialmembran und fibrotische Veränderungen.

Zur Therapie der akuten Synovitis ist die angemessene Substitutionsbehandlung bis zum vollständigen Abklingen der Symptome Voraussetzung. In der Folge muß eine Dauerbehandlung in der üblichen Weise angeschlossen werden. Schon frühzeitig sollen isometrische Übungsbehandlungen durchgeführt werden. Der krankengymnastischen Übungsbehandlung kommt dabei eine besondere Bedeutung zu. Die Kryotherapie kann den entzündlichen Reizzustand der Gelenke mindern. Darüber hinaus sollte eine Behandlung mit nichtsteroidalen antiphlogistischen Substanzen durchgeführt werden (s. oben). Eine Gelenkpunktion sollte nur bei massivem intraartikulärem Erguß zur Entlastung erfolgen. Gleichzeitig wird in diesen Fällen von Eickhoff et al. [2] eine Arthroskopie mit Gelenklavage zur Koagelentfernung empfohlen.

Bei Chronifizierung der Synovitis und Ausbleiben des Behandlungserfolgs bei konservativem Vorgehen ist die Indikation zur Frühsynovektomie gegeben [1–3]. Der Eingriff kann an allen Gelenken durchgeführt werden. Eine peri- und postoperative Substitution mit Gerinnungsfaktorenkonzentrat ist unverzichtbar. Der operative Eingriff muß in Zusammenarbeit mit einem Hämophiliezentrum erfolgen.

Schwere hämophile Arthropathie

Im Stadium der fortgeschrittenen hämophilen Arthropathie im Stadium III und IV werden folgende Ziele angestrebt:

- Reduzierung der Schmerzbeschwerden,
- Verbesserung der Funktion bei gleichzeitiger Kontrakturbehebung,
- Steigerung der Belastungsfähigkeit durch Kräftigung der gelenkstabilisierenden Muskulatur.

Darüber hinaus ist eine Verbesserung der Gelenkatrophie wünschenswert. Ist die chronische hämophile Arthropathie mit einer aktivierten chronischen Synovitis verbunden, sollte zunächst über 4–6 Wochen ein konservativer Therapieversuch einschließlich intraartikulärer Medikamenteninjektion gemacht werden. Hierzu eignen sich Lokalanästhetika in Kombination mit Kortikoiden. Gleichzeitig ist die Durchführung einer intensiven krankengymnastischen Übungsbehandlung indiziert.

Im fortgeschrittenen Stadium der hämophilen Arthropathie steht die krankengymnastische Übungsbehandlung im Vordergrund. Grundsätzlich empfehlen wir vor jeder krankengymnastischen Übungsbehandlung eine Substitution mit Faktor-VIII/IX-Konzentrat in einer Dosierung von 20–40 IE/kg Körpergewicht. Die jeweils minimal wirksame Dosis muß individuell ermittelt werden. Oft erweist sich eine Dosis von 20 IE/ kg Körpergewicht als ausreichend. Bei angemessener Faktorsubstitution ist auch die früher kontraindizierte vorsichtige Massage und eine Wärmeanwendung möglich.

Operatives Vorgehen

Bei fortschreitenden Gelenkveränderungen werden auch heute noch operative Maßnahmen notwendig und stellen einen wichtigen Beitrag zur Rehabilitation des Bluterpatienten dar. Dies betrifft insbesondere ältere Bluterpatienten, bei denen in der Jugend Gerinnungsfaktorenkonzentrate nicht zur Verfügung standen. Aber auch bei jüngeren Patienten treten bei unzureichender Substitution und krankengymnastischer Übungsbehandlung degenerative Veränderungen auf. Bei fortgeschrittener hämophiler Arthropathie kann eine Synovektomie erwogen werden. Umstellungsosteotomien können zu einer verbesserten Gelenkposition führen. In den meisten Fällen wird man sich im Hüft- und Kniegelenkbereich zu einem endoprothetischen Gelenkersatz entschließen. Die Durchführung dieses Eingriffes ist unter der heutigen Substitutionsbehandlung in Zusammenarbeit mit einem erfahrenen Hämophiliebehandler ohne Blutungskomplikationen möglich. Bei fortgeschrittener hämophiler Arthropathie kann bei Kontraindikationen für ein operatives Vorgehen eine Synoviorthese erwogen werden. Ein aktives Vorgehen sollte insbesondere dann erwogen werden, wenn eine erhebliche Schmerzsymptomatik und/oder eine wesentliche Funktionsbeeinträchtigung eines Gelenkes vorliegt. Der Operationserfolg ist dabei insbesondere von einer ausreichenden und längerfristigen Substitutionsbehandlung abhängig. Gleichzeitig muß schon in der unmittelbar postoperativen Phase mit einer intensiven krankengymnastischen Übungsbehandlung begonnen werden.

Körperliches Training und Sport

Körperliches Training und Sport spielen im Leben des Hämophilie-patienten eine wichtige Rolle. Körperliche Aktivität und ausreichende Übungsbehandlung können einen optimalen Trainingszustand der gesamten Muskulatur garantieren. Ein guter Trainingszustand schützt damit wieder vor weiteren Blutungen in Muskulatur und Gelenke. Das Auftreten von Muskelatrophien und Gelenkkontrakturen wird verhindert.

Zusammenfassung

Zusammenfassend ist hervorzuheben, daß aufgrund der Fortschritte in der Behandlung der Hämophilie Behinderungen seltener und erst im höheren Lebensalter auftreten. Aufgrund zu später oder unzureichender Substitution mit Gerinnungsfaktorenkonzentraten sind aber auch heute noch jugendliche Hämophiliepatienten von schweren Gelenkveränderungen betroffen. Die Verhinderung der hämophilen Arthropathie ist nur bei frühzeitigem Beginn und konsequenter Durchführung der Dauersubstitutionsbehandlung im Wachstumsalter garantiert. Bei rezidivierenden Blutungen oder Auftreten erster muskulärer oder Gelenkdefizite muß zusätzlich eine krankengymnastische Übungsbehandlung begonnen werden. Bei therapieresistenter chronischer Synovitis und schweren hämophilen Arthropathien ist ein operatives Vorgehen indiziert.

Literatur

1. Casscells CD (1987) Commentary: The argument for early arthroscopic synovectomy in patients with severe hemophilia. Arthroscopy 3: 78
2. Eickhoff HH, Koch W, Brackmann H-H (1994) Therapie der hämophilen Synovitis aus orthopädischer Sicht .In: Scharrer I, Schramm W (Hrsg) 25. Hämophilie-Symposion 1994. Springer, Berlin Heidelberg New York Tokio, S 344
3. Hovy L (1994) Konservative und operative Therapie. In: Scharrer I, Schramm W (Hrsg) 25. Hämophilie-Symposion 1994. Springer, Berlin Heidelberg New York Tokio, S 95
4. Kasper CK (1982) Helpful devices and apparatus in hemophilia. Proc 3rd Int Symp HAT, Tokyo, p 247
5. Mohr W (1992) Pathogenese der Arthropathie In: Scharrer I, Schramm W (Hrsg) 23. Hämophilie-Symposion 1992. Springer, Berlin Heidelberg New York Tokio, S 83

6. Scharrer I, Vollmer M (1978) Krankengymnastische Übungsprogramme zur Prophylaxe und Behandlung von Beuge- und Streckkontrakturen des Kniegelenkes. In: Landbeck G, Marx R (Hrsg), 7. Hämophilie-Symposion, Hamburg 1976. Global, Heidelberg

7. Schimpf K (1994) Therapie der Hämophilien. Hämostaseologie 14: 44

8. Schramm W (1994) Konsensusempfehlungen zur Hämophilie-Behandlung in Deutschland. Hämostaseologie 14: 81

9. Stevenson AC (1973) Chromosomal damage in human lymphocytes from radioisotope therapy. Ann Rheum Dis (Suppl(32: 19

10. Zimmermann R (1996) Rehabilitationsmöglichkeiten und -erfordernisse in der Hämophilie-Behandlung. In: Kurme A, Klose H, Lenk H, Wendisch J (Hrsg) Darmstädter Gespräche. Dresden (11. Seminar zu psychosozialen Aspekten chronisch Kranker), S 48

KAPITEL 11

Psychosoziale Auswirkungen der hämophilen Arthropathie

C. ROZEIK, S. YAMIN und I. SCHARRER

Die intraartikuläre Blutung ist die häufigste Blutungsmanifestation bei Patienten mit Hämophilie A oder B und für diese Erkrankungen relativ charakteristisch. Wiederholte Blutungen in das gleiche Gelenk führen zur hochgradig schmerzhaften hämophilen Arthropathie. Davon sind über die Hälfte der Patienten mit einer schweren Hämophilie der Frankfurter Gerinnungsambulanz betroffen. Zwar tritt seit Einführung der Substitutionspräparate in den 60er Jahren und mit der Möglichkeit zur Heimselbstbehandlung die hämophile Arthropathie erst später im Leben eines Hämophiliepatienten auf. Doch v. a. bei denjenigen Hämophilen, die in ihrer Kindheit nicht oder nur inadäquat durch Substitution behandelt werden konnten, wird die Lebensqualität heute – neben den substitutionsbedingten Infektionskrankheiten – wesentlich durch die blutungsbedingten Dauerschäden der großen Gelenke bestimmt.

Strohmeier (1990) befragte 330 hämophile Patienten aus dem norddeutschen Raum im Alter von 18–52 Jahren, das mittlere Alter lag bei 33,3 Jahren. Im Durchschnitt hatten diese Patienten 9,2 Blutungen pro Jahr, bei einer großen Streuung der individuellen Blutungshäufigkeit (s = 20,3). Im fortgeschrittenen Stadium ist die hämophile Erkrankung daher mit charakteristischen Mobilitätseinschränkungen verbunden, was sich u. a. darin zeigt, daß 16,5% dieser Patienten auf Gehhilfen angewiesen sind.

Hiermit vergleichbar sind die Ergebnisse aus der Frankfurter Hämophilieambulanz, die 1996 bei Patienten mit einer schweren Hämophilie A oder B und einem Alter von 25–71 Jahren, das entspricht einem durchschnittlichen Alter von 40,4 Jahren, erhoben wurden. Die Blutungshäufigkeit war etwas geringer: durchschnittlich 3,6 Gelenkblutungen pro Halbjahr, bei einem Median von *einer* Gelenkblutung. Auch hier waren erhebliche individuelle Unterschiede in der Häufigkeit der Gelenkblutungen vorhanden (s = 6,6). Bei 54% der Patienten wurde eine hämophile

Tabelle 1. Bewertungsschema der hämophilen Arthropathie. (Nach Gilbert 1993)

Untersuchungsmerkmal		Bewertung (Punkte)
Chronischer Schmerz		0–3
Blutungen		0–3
Körperliche Untersuchung		0–12
Beweglichkeit	0–2	
Kontraktur	0–2	
Synovitis	0/2	
Muskelatrophie	0/1	
Achsendeformität	0–2	
Krepitieren	0/1	
Instabilität	0–2	
Radiologische Bewertung		0–13

Arthropathie diagnostiziert. Allerdings gaben lediglich 5,4% der Patienten an, daß sie Gehhilfen benötigen. 77% der Patienten sind schwerbehindert, 59% der Patienten sogar mit einem Grad der Behinderung von 100%.

Tabelle 1 gibt einen Überblick über die Untersuchungsmerkmale der hämophilen Arthropathie und deren Bewertung, entsprechend den Empfehlungen des Orthopedic Advisory Committee of the World Federation of Hemophilia (Gilbert 1993).

In psychosozialer Hinsicht sind v. a. der chronische Schmerz und die eingeschränkte Beweglichkeit (Bewegungsbehinderung, Funktionseinbuße, Funktionsverlust), die mit der hämophilen Arthropathie einhergehen, von Interesse.

Zunächst zur Bewegungsbehinderung und deren Folgen: Das Ausmaß der Gelenkdestruktion bestimmt zu einem großen Teil den Grad der Behinderung des einzelnen Hämophiliepatienten im Erwachsenenalter. Eine bundesweite Befragung durch Schomaker 1995 kam hinsichtlich der gesundheitlichen Folgeschäden der Hämophilie zu dem Ergebnis, daß es v. a. die über 20jährigen sind, die an den Auswirkungen von Blutungen leiden. Sie (n = 60) benennen insgesamt 195 beeinträchtigte Gelenke, wobei v. a. die Kniegelenke, Fuß-/und Sprunggelenke sowie die Armgelenke betroffen sind. Die jüngeren Patienten sind vergleichsweise seltener von destruktiven Gelenkveränderungen betroffen. In der Altersgruppe der bis zu 10jährigen (n = 20) sind 3 Gelenke betroffen, in der Altersgruppe der 10- bis 20jährigen (n = 12) 9 Gelenke.

Die hämophile Arthropathie bildet die Grundlage für eine reduzierte Lebensqualität, für dauerhafte Körperbehinderung und Frühinvalidisierung. „Quality of life" wird gemessen (Rosendaal et al. 1990) am Grad der sozialen Integration, erfaßt durch Merkmale wie Ehe, Familie, Arbeitsverhältnis (Beschäftigung), Mitgliedschaft in Vereinen, Kontakte zu Freunden etc. Auf einige dieser Merkmale soll hier eingegangen werden.

Varekamp et al. (1989) wiesen nach, daß körperliche Mobilität der Hauptfaktor ist, der den *Beschäftigungsstatus* beeinflußt. Ein besserer Gelenkstatus hat weniger Fehlzeiten am Arbeitsplatz, auch weniger Krankenhausaufenthalte zur Folge, und die soziale Einbindung/Integration ist besser.

1/4 der Patienten des Frankfurter Hämophiliezentrums waren zum Zeitpunkt der Erhebung berentet – bei einem durchschnittlichen Alter von 47,3 Jahren, 7% arbeitslos – durchschnittliches Alter 31 Jahre –, und 3,5% gingen einer Teilzeitbeschäftigung nach. Unterscheidet man bei den Patienten in Rente zwischen denen mit und denen ohne HIV-Infektion, so steigt das durchschnittliche Rentenalter bei schwer hämophilen Patienten ohne HIV-Infektion auf 53 Jahre an; bei den HIV-infizierten Hämophilen liegt das durchschnittliche Rentenalter derzeit bei 43 Jahren.

Die Häufigkeit einer Arthropathie bei den arbeitslosen Patienten und Rentnern ist mit 75% bzw. 79% auffallend hoch, während sie bei den Patienten, die in einem Beschäftigungsverhältnis stehen bzw. selbständig sind, bei 42% liegt. Daß diese körperlichen Probleme sie bei ihrer Arbeit beeinträchtigen bzw. beeinträchtigten, sagen 34% der Beschäftigten, 50% der Arbeitslosen und 64% der Rentner. Einschränkungen bei den Aufgaben und Verrichtungen des Alltags aufgrund von Gelenkproblemen geben 58% der Beschäftigten, 75% der Arbeitslosen und 72% der Rentner an. Damit bestätigt sich bei den hämophilen Patienten der Zusammenhang zwischen körperlicher Mobilität und Beschäftigungsstatus.

Betrachtet man einen weiteren Indikator der Lebensqualität, den *Familienstand,* so ergeben sich bei den Frankfurter Hämophiliepatienten folgende Ergebnisse:

Von den 18- bis 35jährigen sind in der Gesamtbevölkerung Deutschlands (Statistisches Bundesamt 1995) 15% ledig und 13% unverheiratet, aber mit einer Partnerin zusammenlebend. Bei den Hämophilen sind in dieser Altersgruppe noch 60,7% ledig und 3,6% unverheiratet mit einer Partnerin zusammenlebend. Noch größer ist der Unterschied bei den über 35jährigen. Hier sind 4% der Gesamtbevölkerung ledig und 3% unverheiratet aber mit festem Partner, bei den Hämophilen sind noch 25%

dieser Altersgruppe ledig; wobei der Einfluß der HIV-Infektion auf diese Ergebnisse minimal ist: In der Altersgruppe der 18- bis 35jährigen sind 14% der HIV-positiven Patienten verheiratet, im Vergleich zu 18% der HIV-negativen Patienten. 32% der HIV-positiven Patienten sind noch alleinstehend im Vergleich zu 28% der HIV-negativen Patienten. In der Gruppe der über 35jährigen sind alle HIV-positiven Patienten verheiratet – das sind 25% -, keiner geschieden und keiner ledig, während von den HIV-negativen Patienten 32% verheiratet sind, 25% alleinstehend und 18% geschieden.

Insgesamt sind 44,5% der Frankfurter Patienten, die an einer schweren Hämophilie leiden, verheiratet. Ähnliche Angaben macht Strohmeier 1990, wonach 49,7% der norddeutschen Hämophiliepatienten ohne Partner lebten.

Ein weiteres wichtiges Kennzeichen der hämophilen Arthropathie ist der chronische Schmerz: Schmerz ist ein wichtiger Faktor bei der Erhebung des Gesundheitsstatus und der Lebensqualität von Patienten mit chronisch orthopädischen Erkrankungen, der die psychosoziale Anpassung an die täglichen Aufgaben beeinflußt. Lerner et al. 1993 fanden statistisch signifikante Differenzen bei Patienten mit chronisch orthopädischen Problemen (ausbleibende Knochenbruchheilung, Osteomyelitis) in der PAIS („Psychosocial Adjustment to Illness Scale") und der AIMS („Arthritis Impact Measurement Scale") in Abhängigkeit vom Vorhandensein/Nichtvorhandensein von Schmerzen. Anhaltender Schmerz war sogar eine wichtigere Determinante für die Lebensqualität als eine ausbleibende Knochenbruchheilung oder das Fortbestehen einer Infektion.

Von den Frankfurter Patienten mit einer schweren Hämophilie berichteten 56% über mittlere bis sehr starke Schmerzen. Lediglich 22% der schwer hämophilen Patienten waren schmerzfrei. Jedoch gaben 40% der Patienten an, daß sie sich bei ihrer Arbeit durch Schmerzen nicht beeinträchtigt fühlen, 41% hingegen mäßig bis sehr stark. Das bedeutet, daß fast jeder zweite Patient bei seiner Arbeit durch starke Schmerzen behindert ist.

Schmerzen können durch organische, psychologische und soziale Faktoren aufrechterhalten werden. In der Regel, v. a. bei chronischen Schmerzen, steht die multifaktorielle Genese im Vordergrund des Schmerzgeschehens, wie von Melzack u. Wall 1965 in der Gate-control-Theorie (Abb. 1) beschrieben. Sie unterscheiden bezüglich des Schmerzerlebens 3 psychische Dimensionen, denen sie spezifische Hirnlokalisationen zuordnen:

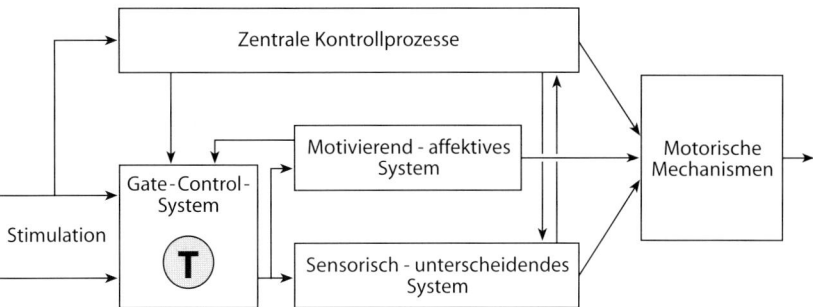

Abb. 1. Gate-control-Theorie des Schmerzes. (Nach Larbig 1980)

1. sensorisch-unterscheidende Dimension im spinothalamischen Projektionssystem,
2. motivierend-affektive Dimension in den subkortikalen Strukturen (Formatio reticularis, limbisches System),
3. kognitiv-abwägende Funktionen durch Aktivierung zentraler Kontrollprozesse.

Kognitive Funktionssysteme (Aufmerksamkeit, Angst, Vorerfahrungen, Bewertung) beeinflussen die anderen beiden Schmerzdimensionen.

Die Schmerzreaktion ist das Ergebnis komplexer Wechselwirkungen afferenter und efferenter Impulsübertragungen, die Informationen vermitteln über Lokalisation, Ausmaß und räumlich-zeitliche Qualitäten schädigender Reize sowie motivierender und kognitiver Informationen. Die Bedeutung der Gate-control-Theorie liegt in der umfassenden integrativen Sichtweise des Schmerzes als komplexem, multikausal verursachtem Phänomen (Abb. 2): Zunächst ist ein Schmerzreiz vorhanden, der mit den Sinnesorganen wahrgenommen und dann einer kognitiven Bewertung unterzogen wird. Diese kognitive Bewertung, die sich aus vergangenen Erfahrungen, Befürchtungen und Vorstellungen zusammensetzt, resultiert in einem Gefühlszustand – der affektiven Komponente des Schmerzes –, der durch Hilflosigkeit, Depression, Versagensgefühle und Angst gekennzeichnet ist und sich seinerseits auf der Verhaltensebene auswirkt: z. B. verstärkte muskuläre Anspannung, flache Atmung, Stöhnen, Schonhaltung oder Einnehmen von Analgetika. Das Krankheitsverhalten wiederum hat einen Einfluß auf die soziale Umwelt, die sich entweder vom Kranken zurückzieht, ihn isoliert oder aber auch umgekehrt das Krankheitsverhalten fördern kann.

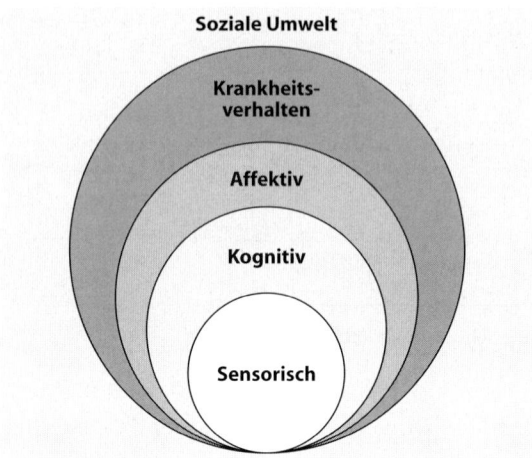

Abb. 2. Biopsychosoziales
Schmerzmodell

Die psychischen Faktoren des Schmerzerlebens können (Mit)ursachen der Schmerzen sein, sie können aber auch Folgen der lang anhaltenden Schmerzen sein. In beiden Fällen können psychische Faktoren zur Aufrechterhaltung und Chronifizierung der Schmerzen beitragen.

Andauernde Schmerzzustände beeinflussen das Leben des betroffenen Patienten in besonderer Weise und haben Auswirkungen auf das Allgemeinbefinden, indem sie häufig zu Schlaflosigkeit, Gereiztheit, Schmerzempfindlichkeit und Müdigkeit tagsüber führen. Weiterhin können Appetitlosigkeit, Gewichtsverlust, körperliche und seelische Aktivitätsminderung, Berufsunfähigkeit, finanzielle Probleme, Isolation und Depression beobachtet werden. Chronischer Schmerz entwickelt sich so zu einem eigenständigen Krankheitsbild mit der Gefahr einer weiteren Verschlimmerung im Sinne eines Circulus vitiosus, da die vielfältigen psychischen und sozialen Folgen ihrerseits wiederum das Schmerzerleben beeinflussen und aufrechterhalten.

Ob und in welchem Ausmaß eine solche Entwicklung eintritt, hängt von den individuellen psychologischen Risikofaktoren für die Chronifizierung der Schmerzen bei der betroffenen Person ab. Hasenbring et al. (1990) identifizierten bei orthopädischen Patienten

– Vermeidungsverhalten bei sozialen und körperlichen Aktivitäten,
– Durchhaltestrategien im Sinne habitueller Überforderung trotz stärkster Schmerzen,

– nichtverbales Ausdrucksverhalten zum Signalisieren von Schmerzen und
– Ignorieren

als Risikofaktoren für die Chronifizierung.

Nicht jeder Patient mit chronischen Schmerzen bedarf zwangsläufig einer psychologischen Schmerztherapie. Ob und welche psychologischen Therapiemaßnahmen indiziert sind, hängt unabhängig vom Nachweis einer somatischen Erkrankung von folgenden Faktoren ab:

– dem Vorliegen von Depressionen und Ängsten,
– dem Vorliegen der o. g. Risikofaktoren,
– einer unzureichenden Streß- und Belastungsverarbeitung,
– einer gestörten emotionalen und kognitiven Schmerzverarbeitung,
– mangelnden Strategien zur Schmerzbeeinflussung,
– unzureichender Krankheitsbewältigung,
– zahlreichen und ausgeprägten vegetativen Symptomen,
– ausgeprägter Inaktivität und sozialem Rückzug,
– Medikamentenmißbrauch und -abhängigkeit,
– psychosozialen Konfliktsituationen.

Dabei ist wichtig, daß diese Indikationen keine somatischen Ausschlußkriterien darstellen. Das heißt, daß trotz erheblicher Beeinflussung der geklagten Schmerzen durch psychische Faktoren gleichzeitig ein medizinisch behandlungsbedürftiger Befund vorliegen kann.

Bei der Therapie chronischer Schmerzzustände wird – entsprechend den multikausalen Ursachen – ein multimodaler Ansatz verfolgt. So kann es für den Patienten notwendig sein, sich neben operativen Maßnahmen und medikamentöser Therapie auch intensiven physikalischen Maßnahmen wie z. B. Krankengymnastik zu unterziehen. Darüber hinaus ist es jedoch oftmals hilfreich, wenn der Betroffene mit Hilfe psychologischer Verfahren in die Lage versetzt wird, den Prozeß der Schmerzverarbeitung zu modifizieren und die psychischen und sozialen Folgen der Schmerzen zu beeinflussen, womit häufig eine Schmerzreduktion verbunden ist.

Literatur

Gilbert MS (1993) Prophylaxis: Musculoskeletal evaluation. Semin Hematol 30, Suppl 2: 3–6

Hasenbring M, Marienfeld G, Ahrens S, Soyka D (1990) Chronifizierende Faktoren bei Patienten mit Schmerzen durch einen lumbalen Bandscheibenvorfall. Schmerz 4: 138–150

Larbig M (1980) Schmerzforschung und Schmerzbehandlung. In: Wittling W (Hrsg.) Handbuch der Klinischen Psychologie, Bd 6. Hoffmann & Campe, Hamburg, S 299

Lerner RK, Esterhai JL, Polomano RC, Cheatle MD, Heppenstall RB (1993) Quality of life assessment of patients with posttraumatic fracture nonunion, chronic refractory osteomyelitis, and lower-extremity amputation. Clin Orthop 295: 28–36

Melzack R, Wall PD (1965) Pain mechanisms: a new theory. Science 150: 971–979

Rosendaal FR, Smit C, Varekamp I et al. (1990) Modern haemophilia treatment: medical improvements and quality of life. J Intern Med 228: 633–640

Schomaker J (1995) Hämophile als Schwerbehinderte. Auswertungsergebnisse einer Mitgliederbefragung. Hämophilieblätter 29: 43–53

Statistisches Bundesamt (Hrsg) (1995) Datenreport 1994. Zahlen und Fakten über die Bundesrepublik Deutschland. Bundeszentrale für politische Bildung, Bonn (Schriftenreihe Bd 325)

Strohmeier E (1990) Multivariate Untersuchung zur Krankheitsbewältigung. Eine Analyse zur Dimensionalität und Struktur von Bewältigungsprozessen bei chronischer Erkrankung (Hämophilie). Med Diss, Univ Oldenburg

Varekamp I, Smit C, Rosendaal FR et al. (1989) Employment of individuals with haemophilia in the Netherlands. Soc Sci Med 28: 261–270

KAPITEL 12

Hämophiliebehandlung aus der Sicht der Kostenträger

U. BLONDIN

Wieder einmal erleben wir eine harte Auseinandersetzung über ein weiteres sog. Reformvorhaben des Bundesgesundheitsministers. Das wäre eigentlich nichts neues – und die Gesetzliche Krankenversicherung (GKV) mit ihren Partnern ist da ja auch schon einiges gewohnt! Aber die Veränderungen sind diesmal wirklich als dramatisch zu betrachten.

Und deshalb soll zuerst die aktuelle politische Entwicklung dargelegt werden, obwohl dies gerade in den letzten Tagen sehr schwer geworden ist. Tagtäglich erleben wir neue Ergänzungen und Kehrtwendungen im laufenden Gesetzgebungsverfahren. Selbst Experten durchschauen kaum noch, was denn letztendlich bei dieser „Reform" herauskommt. Es scheint, die Verwirrung ist Teil der politischen Strategie, Sozialabbau auch im Bereich der Gesetzlichen Krankenversicherung durchzuführen. Die Aussagen über die tägliche Wettervorhersage sind derzeit vermutlich wesentlich zuverlässiger als die Äußerungen des Bundesgesundheitsministers zur sog. 3. Stufe der Gesundheitsreform. Fakt ist: z. Z. steht die GKV vor einem politisch verursachten, finanziellen Scherbenhaufen – und Bundesgesundheitsminister Horst Seehofer schickt sich an, noch mehr kostbares Porzellan zu zertrümmern. Die momentane Situation mit kann mit einem Zitat aus der Wochenzeitung *Die Zeit* vom 27.09.1996 beschrieben werden:

Eine miese Tour nennt Eckart Fiedler, Chef der Barmer Ersatzkasse, die jüngsten Reformpläne von Bundesgesundheitsminister Horst Seehofer. Fiedler steht nicht gerade im Ruf, ein Hitzkopf zu sein. Bis jemand wie er Zuflucht zu weniger feinen Vokabeln sucht, muß schon eine Menge passieren. Richtig passiert ist zwar noch nichts. Dennoch hat Fiedler ins Schwarze getroffen. In Bonn steht der Ausverkauf der solidarischen Krankenversicherung auf dem Programm.

Nachdem die Mehrheit des Bundesrates Horst Seehofers dritte Stufe der
Gesundheitsreform abgelehnt hat, will die Bundesregierung nun den
Einstieg in den Systemausstieg an den Ländern vorbei einläuten. Durch
Gesetze, die ohne die Zustimmung des Bundesrates in Kraft treten kön-
nen, sollen den Kassen der gesetzlichen Krankenversicherung (GKV) die
Daumenschrauben angepaßt werden. Weiter heißt es:

> „Man fragt sich, weshalb ein Politiker, der lange als Garant der solida-
> risch finanzierten Krankenversicherung galt, es so weit treibt." Der
> Leitartikel der *Zeit* endet wie folgt: „Mit nur wenig Phantasie läßt sich
> heute schon voraussagen, worauf der neuerliche Umbau zusteuert und
> was dann vielleicht Mitte des nächsten Jahrhunderts im *Brockhaus* un-
> ter dem Stichwort: Seehofer, Horst, nachzulesen sein wird: 'christlich
> demokratischer Gesundheitsminister Ende des letzten Jahrhunderts,
> bekannt geworden durch die Zerschlagung der Bismarckschen
> Krankenversicherung'" – soweit *Die Zeit*.

Die jetzt von der Bundesregierung im Kabinett verabschiedeten und in
die parlamentarischen Beratungen eingebrachten Gesetzesvorlagen (Bei-
tragssatzentlastungsgesetz, 1. und 2. GKV Neuordnungsgesetz) zeigen
deutlicher denn je, daß die soziale Krankenversicherung am Scheideweg
steht. Tiefgreifende Einschnitte und Systemveränderungen sind vorgese-
hen.

Die Gesetzesentwürfe sind gespickt mit Elementen, die mit einer solidarischen Krankenversicherung nichts mehr zu tun haben. Das Risiko
Krankheit wird zunehmend von der Solidargemeinschaft auf den Kranken verlagert. Und es ist wohl vom Gesetzgeber auch so gewollt, daß Risikoselektion zum politisch geförderten Prinzip der GKV wird. Wenn diese
Gesetzesvorhaben Wirklichkeit werden, dann werden die kranken Versicherten neben höheren Beiträgen auch noch mit weiteren höheren Zuzahlungen belastet. Denn per Gesetz führt dann jede Beitragssatzer-
höhung auch zu einer Erhöhung der Zuzahlung. Wird z. B. eine
Beitragssatzanhebung um 0,9 Beitragssatzpunkte notwendig, so muß
gleichzeitig die Selbstbeteiligung bei Arzneimitteln und im Krankenhaus
um je 9,- DM angehoben werden.

Manchem mögen diese Beträge recht harmlos vorkommen. Daß diese
Regelung aber weitreichende Konsequenzen hat, möchte ich an dem folgenden Beispiel verdeutlichen: Würde eine Krankenkasse ihren Beitrags-
satz um 0,8% anheben, müßten ihre Mitglieder bereits für ein Arznei-

mittel der kleinsten Packungsgröße statt vorher 4,- DM nun 12,- DM zu-
zahlen. Damit würden mehr als 30% aller Arzneimittel dieser Pakkungs-
größe komplett allein vom kranken Versicherten bezahlt. Und dann höre
ich noch Herrn Seehofer sagen:

„Ich halte die Selbstbeteiligung der Versicherten für ausgereizt. Selbstbeteiligung hat keine Steuerungswirkung, sondern ist reine Einnahme-
beschaffung. Wenn jemand Einnahmen beschaffen will, ist es zutiefst
unsozial, daß er die Kranken und chronisch Kranken belastet" (Rede
vor dem Deutschen Ärztetag am 23.05.1995 in Stuttgart).

Unser Bundesgesundheitsminister soll noch einige Male zitiert werden.
Denn es soll verdeutlicht werden, wer die Verantwortung für diese unso-
ziale und allein die Kranken belastende Politik trägt. Es wird sich zeigen,
ob es in Zukunft überhaupt noch eine tragfähige Solidargemeinschaft geben wird, oder ob nicht vielmehr Alte, Kranke und weniger Leistungs-
fähige miteinander solidarisch auf notwendige Gesundheitsleistungen
verzichten müssen, während Besserverdienende sich in die private
Krankenversicherung absetzen können – spätere Reue eingeschlossen.
Und damit auch klar wird, wer und wo die Baumeister dieser neuen GKV
sind, kommt unser Bundesgesundheitsminister noch zweimal selbst zu
Wort. Das erste Zitat, ebenfalls aus seiner Rede auf dem Deutschen Ärztetag am 23.05.1995 in Stuttgart:

(...) wer glaubt, das ganze Gesundheitswesen mit Selbstbeteiligung lö-
sen zu können, der wird eines Tages irgendwo einräumen müssen, daß
er das nicht durchsetzen kann. *Ich bin in der Politik, seitdem ich politische Entscheidungen zu verantworten habe, noch nicht umgefallen.*"

Gut ein Jahr später, am Beginn seiner Rede zur Vorstellung der Eckpunkte
am 25.09.1996 vor der Bundespressekonferenz sagt der gleiche Bundesgesundheitsminister folgendes:

Ich bin in der Verlegenheit, daß ich bis zu meiner Herfahrt auf die
Vorlage aus der FDP gewartet habe, um sie hier vorzutragen. So muß
ich auf eigenes Risiko gesundheitspolitische Ziele formulieren. Ich
hoffe, daß Herr Möllemann und Herr Thomae diese dann auch abseg-
nen. Ich habe gestern schon einmal zum Ausdruck gebracht: Für mich
waren die letzten Monate ungeheuer einfach. Ich mußte weder denken

noch arbeiten. Ich mußte nur abwarten, was die FDP entwickelt, dies
übernehmen und habe mich bei der FDP auch bedankt, weil dies ein
erfreulicher Beitrag zur Humanisierung meines eigenen Arbeitslebens
war. So können wir weitermachen: Es ist eine sehr angenehme Ge-
schichte, als Minister bezahlt zu werden und als Vorruheständler zu arbeiten.

Es ist unfaßbar, mit welchem Opportunismus die politisch Verantwort-
lichen in unserem Lande an die Zerschlagung der solidarischen Grundlage unserer bewährten und in aller Welt als vorbildlich empfundenen
Krankenversicherung herangehen. Und es scheint so, als könne sie keiner
aufhalten. Natürlich ist die Gesamtsituation der GKV auch vor dem
Hintergrund einer Diskussion um die Höhe der Lohnnebenkosten und
damit auch im weiteren verbunden die Erfüllung der sog. Maastricht-
Kriterien mit Sorge zu betrachten. Uns allen ist sicher bewußt, daß gespart und rationalisiert werden muß.

Die GKV schiebt ein Defizit von über 7,8 Mrd. DM aus 1995 vor sich her.
Und im 1. Halbjahr 1996 hat sich ein zusätzlichen Defizit von 7,3 Mrd. DM
angehäuft. Es wird Ende 1996 ca. 10 Mrd. DM betragen. Der Bundesgesundheitsminister wird nicht müde zu betonen, dieses Defizit sei auf
die verschwenderischen Leistungsausgaben der Krankenkassen zurück-
zuführen. Eine Erkenntnis neueren Datums, denn noch am 27.09.1995 erklärte Horst Seehofer in einer Rede vor dem Apothekertag:

> Es gibt einen Hauptkostentreiber für die GKV, und das ist der Staat. Es
> ist der Staat auf allen Ebenen und die Länder und Kommunen. Der
> Bund hat allein einen Einnahmeausfall von 6 Mrd. DM zu verantwor-
> ten.

Tatsache ist, das Defizit wird den Krankenkassen zu Unrecht angelastet.
Sie sind nicht verantwortlich für Einnahmeausfälle in Milliardenhöhe, für
eine steigende Arbeitslosigkeit und für niedrige Tarifabschlüsse. Und sie
sind auch nicht verantwortlich für den gigantischen finanziellen Ver-
schiebebahnhof, auf dem seit Jahren die Gelder der Krankenkassen um-
geleitet werden, um Löcher in anderen Sozialkassen zu stopfen und somit
indirekt den Bundeshaushalt zu entlasten.

Zur Erinnerung nur ein Beispiel: Die Krankenversicherungsbeiträge
für Arbeitslose wurden um 20% abgesenkt. Dadurch muß die Krankenversicherung auf 5 Mrd. DM Einnahmen verzichten, die der Arbeits-

losenversicherung zugute kamen. Und während man in der Krankenversicherung immer mehr Kosten auf den Versicherten verlagert, bleiben offensichtliche Unwirtschaftlichkeiten im Gesundheitswesen unangetastet. Mehr noch: Es gibt ganze „Naturschutzgebiete" in unserem Gesundheitssystem. Wie anders ist es zu verstehen, daß die Leistungserbringerseite komplett aus den Sparbemühungen ausgeklammert wird? Und das, obwohl hier Reserven in Milliardenhöhe aktiviert werden könnten.

Beispiele:

1. überhöhte Preise in der Medizintechnik,
2. Doppeluntersuchungen wegen mangelnder Verzahnung zwischen ambulanter und stationärer Behandlung,
3. überflüssige Leistungen zuvieler medizinischer Großgeräte,
4. zuviele und vielfach unwirksame Arzneimittel,
5. zuviele und wegen zuwenig differenzierter Strukturen zu teure Krankenhausbetten,
6. generelle Hochpreisigkeit vieler Hilfsmittel bei einem viel zu großen Angebot.

Ich meine auch, daß die Relationen der Einsparpotentiale beachtet werden müssen. Die von Herrn Seehofer so gern als Beispiele für die Verschwendung der Krankenkassen genutzten Beispiele zeigen dies deutlich:

– 10% weniger Kuren bringen nur 0,03% Beitragssatzentlastung.
– 100% Streichung der Taxikosten brächten nur 0,027 Beitragssatzpunkte.

Und so wird offenbar: Selbst extremste Sparbemühungen der Krankenkassen reichen nicht aus, das Milliardendefizit aufzufangen. Die Selbstverwaltung der Krankenkassen benötigt endlich mehr echten Gestaltungs- und Vertragsspielraum, um die aufgeführten Wirtschaftlichkeitsreserven zu erschließen.

Aber, von mehr Eigenverantwortung für die Krankenkassen ist in den Plänen des Gesundheitsministeriums nicht die Rede. Statt dessen soll das Krankenversicherungssystem allein auf Kosten der Versicherten und – was noch schlimmer ist – auf Kosten der *kranken* Versicherten saniert werden. Noch mehr Zuzahlungen und immer weniger Leistungen: Der Einstieg in den Ausstieg aus der solidarisch finanzierten Krankenversicherung hin zur Zweiklassenmedizin steht bevor.

Wie sehen diese „Daumenschrauben" aus?

Um Beitragssatzanhebungen zu vermeiden, sollen die Krankenkassen das Instrument der sog. „Gestaltungsleistungen" an die Hand bekommen. Das bedeutet aber: bislang vom Gesetz garantierte Leistungen werden zur Disposition gestellt. Im Gesetz enthalten sind:

- häusliche Krankenpflege,
- Fahrtkosten (außer Rettungsdienst),
- Kuren und Rehabilitation (außer Anschlußbehandlung, AHB),
- Heilmittel,
- Auslandsleistungen.

Darüber hinaus sollen die Kassen Leistungen für die Bereiche Gesundheitsförderung und Prävention sowie bestimmte Hilfsmittel (Bandagen, Einlagen, Kompressionsstrümpfe) nur noch über einen Zusatzbeitrag anbieten können, der allein von den Versicherten finanziert werden soll. Die neue Gestaltungsfreiheit für die Kassen kann sich als Zwang zur Abschaffung von Leistungen entpuppen und trifft die Kranken in besonderem Maße.

Im Ergebnis dieser Gesetze werden also die Kassen vor die Wahl gestellt: Entweder sie belasten ihre kranken Versicherten mit höheren Zuzahlungen, oder aber sie streichen Satzungs- und Gestaltungsleistungen. So soll über diesen Umweg der Leistungskatalog der GKV ausgedünnt werden. Aber nicht durch die Politik, denn die sog. „Vorfahrt für die Selbstverwaltung" wird dazu benutzt.

Die *zentrale Gefahr* dieser sog. Ausweitung der Gestaltungsmöglichkeiten fällt nicht sofort ins Auge, denn künftig wird es verstärkt möglich sein, bestimmte Versichertengruppen über Satzungsleistungen anzulocken oder auch andere abzuschrecken. Wer könnte eine Krankenkasse daran hindern, z. B. „Aquajogging" als Anreiz für junge Mitglieder anzubieten und andererseits Reha-Maßnahmen für ältere Versicherte zu streichen?

Neben der schleichenden Leistungsausgrenzung bietet sich hier die Möglichkeit zur schleichenden Risikoselektion. Betriebswirtschaftlich wäre das sogar clever. Um aus dem Dilemma von Beitragserhöhungen, Zuzahlungserhöhungen und Reduktion von Erstattungsleistungen freizukommen bleibt auch dieser Weg: *Freihalten von kranken Versicherten!*

Viele Bereiche, über die in den vorhergehenden Kapiteln berichtet wird, sind aktuell in ihrer Finanzierung gefährdet, z. B.:

- Prävention/Prophylaxe,
- krankengymnastische Behandlung,
- Rehabilitationstherapie,
- Arzneimittelversorgung (Budgets/Zuzahlungsregelung).

Was dies für die betroffenen Patienten bedeutet, therapeutisch und auch finanziell, weiß der Behandelnde besser einzuschätzen als der Kostenträger.

Wie jedoch sieht unter diesen Gegebenheiten die Hämophiliebehandlung aus der Sicht der Kostenträger aus?

Zunächst einmal wurde eine Kostenrechnung auf der Basis der Ausgaben der Barmer Ersatzkasse für einen an Hemmkörperhämophilie erkrankten Versicherten für das Jahr 1995 erstellt. Er ist erwachsen und hatte ein Körpergewicht von 80 kg. Die Gesamtkosten der Behandlung einschließlich der stationären Aufenthalte und insbesondere durch die Zuführung der Faktor-VIII-Präparate betrugen im Jahr 1995 insgesamt 5,4 Mio. DM.

Diese Kosten dürfen eine Krankenkasse nicht schrecken. Die gesetzliche Krankenversicherung ist nach Verständnis der Barmer Ersatzkasse in der Lage und auch aus solidarischen Gründen verpflichtet, diese Kosten zu tragen. Dies ist aber nur dann weiterhin möglich, wenn der Gesetzgeber die Solidargemeinschaft auch stärkt und nicht, wie aufgeführt, weiter entsolidarisiert.

Das wesentliche therapeutische Problem zur Versorgung von Hämophiliepatienten lag in den letzten Jahren in zwei Bereichen. Zum einen in der Versorgung mit Blutprodukten, die entweder mit dem HIV- oder Hepatitisvirus kontaminiert waren und die aus diesem Grund viele Hämophiliepatienten infiziert haben.

Diese Tatsache hat weitreichende Auswirkungen gehabt. Letztendlich lag hier der Auslöser für eine völlige Umstrukturierung des Bundesgesundheitsamtes und für die Einrichtung der neuen Behörde, dem „Bundesinstitut für Arzneimittel und Medizinprodukte". Des weiteren wurde ein Untersuchungsausschuß eingesetzt, in dessen Abschlußbericht in erster Linie die Frage der Haftpflicht staatlicher Organe, im Prinzip also der BRD, zur Entschädigung der Bluterpatienten diskutiert wurde.

Der zweite Punkt ist dagegen nicht ausdiskutiert worden. Dabei handelt es sich um die Frage der Therapiestandards. Es gibt nach wie vor glühende Verfechter einer Hochdosistherapie, die v. a. die Lebensqualität, die möglichen sportlichen Aktivitäten und die grundsätzlich geringere Anfälligkeit der Bluterpatienten als Gründe angeben. Dagegen gibt es andere Mediziner, die mit sehr viel niedrigeren Einheiten therapieren und ebenfalls für sich in Anspruch nehmen, die Bluterpatienten ausreichend zu versorgen.

Bislang ist es auch den Gremien der GKV nicht gelungen, einheitliche Therapiestandards zu vereinbaren, so daß in diesem Bereich nach wie vor erheblicher Klärungsbedarf besteht – nicht zuletzt aus Gründen der Kosten, die für die jeweiligen Kostenträger anfallen. Es werden bundesweit ca. 1500 Bluterpatienten versorgt. Die Versorgung ist sicherlich bundesweit ausreichend sichergestellt. Sie sollte aus Qualitätsgründen, Gründen der Preisgestaltung, aber auch aus Gründen einer sog. „Hintergrundbereitschaft" (z. B. orthopädisch, gastroenterologisch oder hämatologisch) in klinischen Spezialabteilungen sichergestellt werden. Größtes Behandlungszentrum ist die Universitätsklinik in Bonn mit ca. 600 Patienten. In der Uniklinik in Frankfurt am Main werden ca. 150 Patienten versorgt.

Wirklich kritisch hinterfragt werden müssen die bereits erwähnten Therapiemöglichkeiten. Es besteht zumindest gründlicher Diskussionsbedarf, wenn beispielsweise ein Zentrum für die dort durchgeführte Hochdosistherapie durchschnittlich ca. 150000 Einheiten pro Jahr und pro Patient benötigt, während es z. B. in der Uniklinik in Frankfurt am Main durchschnittlich ca. 50000 Einheiten pro Jahr sind. Hier wird deutlich, warum ein einheitlicher Therapiestandard zu fordern ist.

Ein weiterer Punkt, der Fragen offen läßt, ist die zu beobachtende Verschiebung des Verbrauches von plasmatischen Faktor-VIII-Präparaten hin zu rekombinanten (plasmatische = ca. 54% Anteil/rekombinante = ca. 46% Anteil; aber weiter zunehmend!). Als Begründung für diese Verschiebung wird insbesondere eine höhere HIV- und Hepatitisvirussicherheit aufgeführt. Die Sicherheit soll sich dadurch von 99,5% bei plasmatisch auf 99,8% bei gentechnisch hergestellten Faktor-VIII-Präparaten erhöhen, also um ein Plus von 0,3% bei fast 100%. Diese Verschiebung, geht jedoch auch mit einer Ausgabensteigerung von mehr als 30% einher. Im Rahmen der „Grenznutzung" ist aus Sicht der Kostenträger kritisch zu hinterfragen, ob eine Umstellung in diesem Maß aus wirtschaftlichen Gesichtspunkten zu vertreten ist.

Generell bietet sich im Rahmen der Preisgestaltung bundesweit ein kaum zu überschauendes Bild dar. Bei ambulanten Fällen erfolgt häufig die Rechnungslegung durch den Hersteller an den Besteller (in der Regel das Zentrum). Die Bezahlung durch die Krankenkasse erfolgt jedoch direkt an den Hersteller. Bei stationären Fällen werden in Hessen die von den Kliniken mit dem Hersteller ausgehandelten Preise einer Sonderentgeltkalkulation zugrunde gelegt. Wir haben in Hessen 8 Sonderentgelte mit Preisen zwischen DM 0,959 und DM 3,037 pro Einheit.

Ein Rahmenvertrag eines anderen Zentrums mit den Verbänden der Krankenkassen regelt für die Abgabe von Faktor-VIII-Präparaten im Rahmen der kassenärztlichen Versorgung auch die Preise durch die Kalkulation von im Verhältnis dazu günstigen *Mischpreisen*. Dabei geht es immerhin in diesem Zentrum um eine Gesamtmenge von ca. 125 Mio. Einheiten!

Resümee

Vor dem eingangs geschilderten politischen Hintergrund und der drohenden Gefahr für die Patientenversorgung sind dies, so meine ich, berechtigte Fragen. Wir müssen darauf rasche Antworten finden. Aus meiner Sicht muß es machbar sein, vernünftige, wirtschaftliche und unter Qualitätsgesichtspunkten gesicherte Vereinbarungen zwischen den Behandlungszentren, den Herstellern und den Krankenkassen zu treffen. Es wäre zu erwägen, ob nicht auch eine zentrale Einkaufspolitik der Hämophiliezentren möglich ist. Gelänge es, eine Art „Einkaufsgemeinschaft" zu initiieren, so könnte die relativ hohe Menge der Präparate dazu führen, daß sich die Pharmaunternehmen mit einer immensen „Nachfragemacht" konfrontiert sähen und mit einer Verringerung der Gewinnspannen oder höherer Rabattgewährung reagieren. Dies käme dann sowohl den Krankenkassen als auch den Behandlungszentren zugute, die über ggf. zu erzielende „Gewinne" auch neue Finanzierungsmöglichkeiten für ihre Institute erhielten.

Die Behandlung der an Hämophilie erkrankten Versicherten ist heute auf einem absolut gesicherten Standard. Die Gefahr für die Behandlung ist weniger ein medizinisches, sondern weit mehr ein fiskalisches Problem. Alle Beteiligten sollten gemeinsam unter Ausnützung aller zur Verfügung stehenden Möglichkeiten mit dazu beitragen, daß sich an der Versorgung dieser Patienten nichts Gravierendes ändern wird.

Patientenratgeber „Hämophilie im Alltag"

(Stand : Juni 1997)

Arthropathie / Arthrose

- fortschreitende Gelenkzerstörung durch wiederholte Einblutungen
- immer zuerst konservative orthopädische Behandlung!
- Krankengymnastik (Muskelkräftigung, Gelenkmobilisierung) (vgl. auch: → Krankengymnastik)
- abschwellende bzw. schmerzstillende Medikamente (z. B. Diclofenac o. ä.)
- Elektrotherapie (Diadynamik, Iontophoresen)
- Gelenkbandagen
- orthopädische Schuhzurichtungen (Pufferabsatz, Absatzrolle, rückversetzte Mittelfußrolle) oder orthopädischer Schuh
- weitere Information vgl. S. 35–38, 77–78
- bei erfolgloser konservativer Behandlung ist evtl. operative Therapie erforderlich
- Frühsynovektomie, Resektionsarthroplastik, Gelenkversteifung,
- Endoprothese (Hüfte, Knie und evtl. Schulter)
- weitere Information vgl. S. 47–55, 78

Gelenkblutung

- Blutung aus der Gelenkinnenhaut in die Gelenkhöhle
- sofortiger Ersatz von Faktor VIII oder IX (Behandlungsplanung durch das regionale Hämophiliezentrum)!
- bei massiver Blutung Vorstellung im Hämophiliezentrum (ggf. Punktion)
- Ruhigstellung des Gelenkes für 12–24 Stunden (ggf. Entlastung mit Gehstützen)
- Salbenverbände, elastische Bandagierung, Eispackungen
- evtl. abschwellende bzw. schmerzstillende Medikamente (z. B. Diclofenac o. ä.)

- Krankengymnastik (Muskelanspannung, Muskelkräftigung) ab dem 2. Tag
- weitere Information vgl. S. 74–75

Gerinnungspräparate

- hochgereinigte Konzentrate von Faktor VIII oder IX (evtl. Faktor VII)
- gentechnische Herstellung oder Herstellung aus Blutplasma
- keine Übertragung von Infektionskrankheiten (Hepatitis, HIV, u. a.)
- weitere Information vgl. S. 57–63

Hämophilie A und B

- angeborener Mangel an Faktor VIII oder IX im Blut (x-chromosomal rezessiv über die Mutter vererbt oder Spontanmutation)
- Störung der plasmatischen Gerinnung (endogenes oder intrinsisches System)

Faktorkonzen-tration im Blut	Schweregrad	Auswirkungen
0–1%	Schwer	Häufige Gelenk- und Muskelblutungen
1–5%	Mittelschwer	Seltener Gelenkblutungen
5–15%	Leicht	Blutungen nach Verletzungen
15–50%	Subhämophilie	Blutungen nach Verletzungen

- normale Funktion der Blutplättchen (exogenes oder extrinsisches System)
- Behandlung durch Faktor VIII oder IX (Substitution mit → Gerinnungspräparaten)
- begleitende orthopädische Behandlung
- weitere Information vgl. S. 1–6

Krankengymnastik / Physiotherapie

- Erhaltung bzw. Wiederherstellung der Gelenkfunktion (Gelenkschutz, Mobilisierung, Muskelkräftigung)
- immer die gesamte Gelenk-Muskel-Kette (Arm bzw. Bein) in das Übungsprogramm einbeziehen
- Eigentraining unterstützt die Krankengymnastik unter Anleitung, ersetzt sie aber nicht!
- weitere Information vgl. S. 39–45

Die nachfolgenden Übungen sind zum regelmäßigen Eigentraining geeignet. (Zeichnungen: U. Jungnickel und D. Marschik)
Bei Veränderungen der aktuellen Gelenksituation sollte umgehend ein Arzt oder Physiotherapeut aufgesucht werden!

Ellbogen

Achtung bei allen Übungen:
- keine hochgezogenen Schultern, gerade Haltung des Rückens!
- Theraband sicher fixieren, da sonst Verletzungsgefahr!

1. Ellbogenbeugung und -streckung (Wischübungen) auf dem Tisch (Extensions- bzw. Flexionsschulung zur gelenkschonenden Mobilisation):

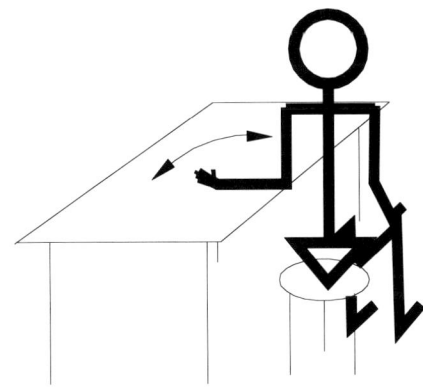

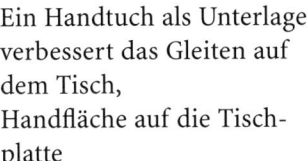

Ein Handtuch als Unterlage verbessert das Gleiten auf dem Tisch,
Handfläche auf die Tischplatte

2. Schulung der Ellbogenbeugung mit dem Theraband im Sitzen bzw.
   Stand (leichte Kräftigungsübung für den Bizeps):

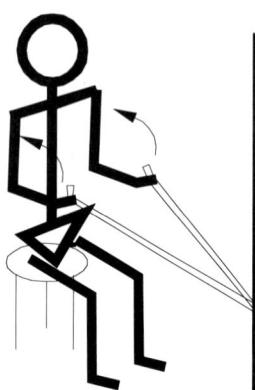

gleichseitig oder wechselseitig ausführen
Theraband um einen stabilen Gegenstand
wickeln

3. Verbesserung der Ellbogenstreckung mit dem Theraband im Sitzen
   bzw. Stand (Kräftigung der Armmuskulatur und des Oberkörpers):

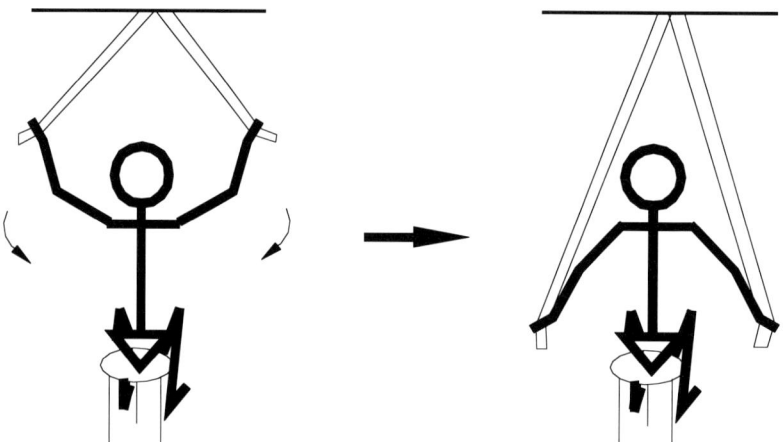

Theraband über eine Stange oder eine Tür legen

4. Schulung der Unterarmumwendbewegungen mit schwerem, nicht zerbrechlichem Gegenstand (z. B. sandgefüllte Plastikflasche):

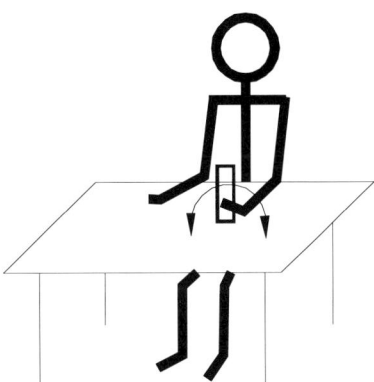

Ellbogen anwinkeln

Kniegelenk

1. Training der vorderen Oberschenkelmuskulatur (Quadrizepsan-spannung):

Knie nach unten
auf die Rolle
(z. B. Handtuch)
drücken und den
Fuß gleichzeitig
nach oben (kopf-
wärts) ziehen

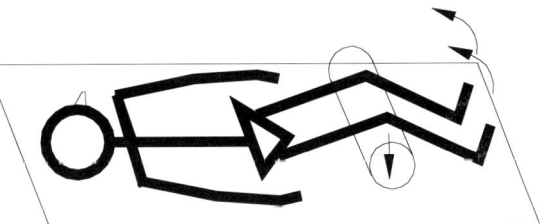

2. Übung der Kniestreckung mit dem Theraband (Extensionsschulung im geschlossenen System):

Knie strecken
gegen den
Widerstand des
Therabandes

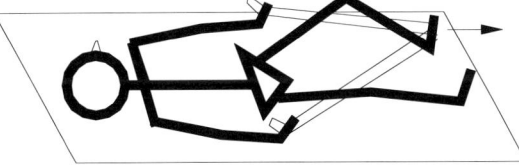

3. Kräftigung der gesamten Beinmuskelkette im Stehen mit dem Theraband:

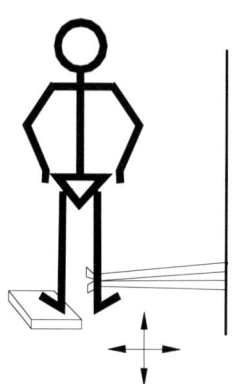

Beinmuskulatur anspannen und mit stabilisiertem Knie alle Bewegungs-Richtungen ausführen

4. Verbesserung der Kniebeugung in Bauchlage (Flexionsschulung):

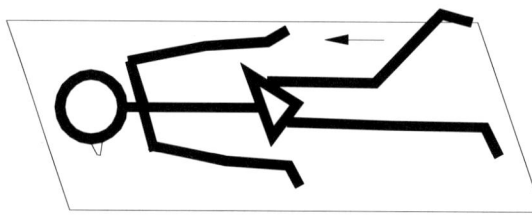

Ausführung ohne Theraband

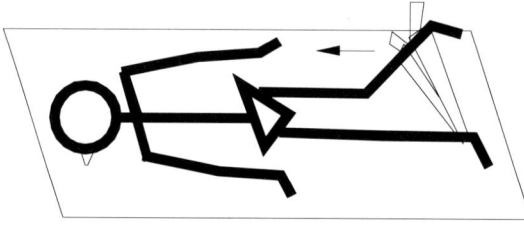

Ausführung mit Theraband

Krankenversicherung

- Kostenübernahme der gesetzlichen Krankenversicherungen für die Gerinnungspräpaparate, ärztliche/zahnärztliche Behandlung, Krankenhausbehandlung
- im Einzelfall Abklärung der Kostenübernahme für Prophylaxe, Prävention, Heilmittel und Krankengymnastik erforderlich
- weitere Information vgl. S. 89–97

Massage

- Behandlung bei schmerzhaften Muskelverspannungen
- Vorsicht bei schwerer und mittelschwerer Hämophilie (Gefahr von Muskelblutungen)!
- Rücksprache mit dem regionalen Hämophiliezentrum empfohlen

Medikamente

- immer mögliche Beeinflussung der Gerinnung beachten!
- keine Medikamente mit Acetylsalicylsäure (z. B. Aspirin)!
Rücksprache mit dem regionalen Hämophiliezentrum empfohlen

Operationen bei Blutern

- nur nach vorheriger Substitution mit Gerinnungspräparaten in Absprache mit dem Hämophiliezentrum
- grundsätzlich ist jede Operation möglich
- 50–80 E Faktor VIII / IX bei hoher Blutungsgefahr
- 25–40 E Faktor VIII / IX bei geringerer Blutungsgefahr (z. B. Zahnextraktion)
- bei Operation mindestens 100% Restaktivität, dann langsame Dosisreduktionweitere Information vgl. S. 57–63

Prävention / Prophylaxe

- Vermeidung bzw. Verhinderung von Folgeschäden durch Behandlung mit Gerinnungspräparaten und orthopädischen Maßnahmen
- Bedarfsbehandlung nur bei mittelschwerer oder Subhämophilie
- Prophylaxe mit 30–40 E Faktor VIII/kg Körpergewicht alle 2 Tage
- Prophylaxe mit 30–40 E Faktor IX /kg Körpergewicht alle 3 Tage
- weitere Information vgl. S. 19–25

Psychosoziale Auswirkungen bei Hämophilie

- starke Beeinträchtigung durch ständige Schmerzen, Bewegungseinschränkungen und ggf. durch zusätzliche Erkrankungen (z. B. Hepatitis)
- Einschränkungen in Familie und Beruf
- mehr als die Hälfte der Betroffenen müssen als Schwerbehinderte eingestuft werden
- GdB / MdE mindestens 20% bei leichter Hämophilie, 80% bei schwerer Hämophilie!
- weitere Information vgl. S. 81–88

Radiosynoviorthese

- Behandlung der Arthropathie durch Injektion von schwach radioaktivem Gold, Yttrium oder Erbium in die Gelenkhöhle
- Behandlung der Wahl bei Hemmkörperhämophilie
- weitere Information vgl. S. 65–72

Rehabilitationstherapie

- Rehabilitation kommt *vor* Pflege und *statt* Rente
- Rehabilitation umfaßt u. a.: Ergotherapie, Logopädie, Arbeitstherapie, Sozialarbeit und psychologische Betreuung
- ggf. sind Umschulungsmaßnahmen erforderlich
- weitere Information vgl. S. 73–80

Röntgenuntersuchung bei Blutergelenken

- erfaßt die knöchernen Veränderungen an den Gelenken
- wichtig zur Verlaufsbeurteilung!
- Weichteilveränderungen (Gelenkinnenhaut) und Knorpelveränderungen werden besser mit der Ultraschalluntersuchung oder durch eine Kernspintomographie dargestellt
- weitere Information vgl. S. 9–17

Sport und Hämophilie

- erlaubt sind Sportarten zur Erhaltung oder Verbesserung der Gelenkbeweglichkeit sowie zur Muskelkräftigung: Schwimmen, Radfahren, Wandern, Gymnastik
- Vermeidung von Sportarten mit erhöhter Gelenkbelastung oder Verletzungsgefahren: Mannschafts- und Ballsportarten (Fußball, Handball etc.)
- Verboten: alle Kampfsportarten

TFPI

- *Tissue Factor Pathway Inhibitor*
- erhöht in der Gelenkflüssigkeit und im Plasma bei Blutern
- Gegenstand aktueller Forschung
- weitere Information vgl. S. 27–33

Von-Willebrand-Syndrom

- häufigste Blutstillungsstörung (1% der Bevölkerung)
- Männer und Frauen erkranken
- Störung des Faktor VIII Trägerproteins (sog. Von-Willebrand-Faktor) und der Adhäsion = Anhaftung der Blutplättchen an der Verletzungsstelle
- Behandlung bei Blutungen oder Operationen mit Gerinnungspräparaten, die den Von-Willebrand-Faktor enthalten oder Desmopressin (Minirin®)
- weitere Information vgl. S. 6–8

Zahnbehandlung

- Information des Zahnarztes über die Hämophilie
- einfache Zahnbehandlung jederzeit möglich
- Zahnextraktion nur nach Faktorsubstitution!
- Rücksprache mit dem regionalen Hämophiliezentrum empfohlen

Sachverzeichnis

Springer
und
Umwelt

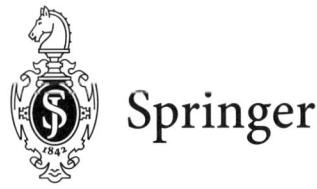 Springer

Druck: Saladruck, Berlin
Verarbeitung: Buchbinderei Lüderitz & Bauer, Berlin